基礎としての健康科学

神戸大学大学院人間発達環境学研究科 健康科学研究会 編

大修館書店

はじめに

　近年の急激な社会環境の変化にともなって健康問題の様相も大きく変化した。第二次世界大戦直後まで日本人の最大の死因であった結核などの感染症は，衛生の改善や医薬品の開発などにより次第に克服され，今やわが国は世界有数の長寿国となった。しかし，日本人がその数字ほど健康を謳歌し，生き生きと生活し，人生を全うしているようには思えない。むしろ健康に対する不安に絶えずおびえ，さまざまな健康情報，時にはまったく相反する情報の間を振り子のように行きつ戻りつしているか，あるいは諦念して運まかせ，あなたまかせのような生活をしているのが現実だろう。

　結核などの感染症が主な健康課題であった時代にあっては，運命に翻弄されていると感ぜざるをえない場合もあったし，あなたまかせの健康観であってもそれなりに有効であった。しかし，がんや心臓病などの生活習慣病や心身症などの心の病気が主要な健康課題となり，人がとる日常の行動や思考形式（ライフスタイル）がその健康レベルを強く規定していることが明らかになってきた今日，私たちは自立した健康観あるいは人生観を持つことが求められているといえる。社会や専門家に自分の生命や健康をまるっきり委ねてしまうのではなく，さまざまな情報に基づき，自ら選択し，意志決定し，行動する主体的な人間こそが，より健康に生き，しかも自己実現を果たすチャンスが高まると考えられるようになってきている。

　本書は，以上のような観点に基づき，より積極的に健康を獲得していこうとする人たちが増えるようにとの願いのもとに書かれた。特に，健康に関する専門的知識を持たなくても読める内容とすることを意図したが，つい力がはいり，やや専門的になってしまった箇所もないとは言えない。その点に関しては，著者らの熱意の現れとしてお許しいただければ幸いである。

　最後に，本書の出版に関して大修館書店の人々には多大なお世話になったことを特に記し，感謝の言葉としたい。

著者一同

第1章　健康とは　　1

1　健康と生きがい……………………………………………………………………… 2
2　わが国の死亡要因…………………………………………………………………… 3
3　青少年の健康に関係する危険行動………………………………………………… 3
4　健康な生活を送るために…………………………………………………………… 4
5　健康をつくる取り組み……………………………………………………………… 5

第2章　ライフスタイルと健康　　7

1　疾病構造の変化とライフスタイルとのかかわり……………………………… 8
1　疾病構造の変化……………………………………………………………………… 8
2　健康の成立条件……………………………………………………………………… 8
3　ライフスタイルと健康……………………………………………………………… 8

2　ウェイトコントロール…………………………………………………………… 11
1　体重と肥満………………………………………………………………………… 11
2　体格の変遷………………………………………………………………………… 11
3　肥満と疾病の関係………………………………………………………………… 15
4　肥満の種類………………………………………………………………………… 15
5　メタボリックシンドローム……………………………………………………… 16
6　小児の肥満………………………………………………………………………… 17
7　ウェイトコントロールの方法…………………………………………………… 17

3　食生活……………………………………………………………………………… 19
1　食生活の重要性…………………………………………………………………… 19
2　国民健康・栄養調査と食事摂取の変遷………………………………………… 19
3　日本人の食事摂取基準…………………………………………………………… 20
4　エネルギーおよび栄養素のはたらき…………………………………………… 23
5　食生活の指針……………………………………………………………………… 24
6　食事バランスガイド……………………………………………………………… 26
7　食料の自給………………………………………………………………………… 27
8　食育………………………………………………………………………………… 28

4　運動………………………………………………………………………………… 29
1　運動の種類………………………………………………………………………… 29
2　運動の強度………………………………………………………………………… 29
3　運動の時間と頻度………………………………………………………………… 30
4　実施にあたっての留意点………………………………………………………… 30

5　喫煙 ……………………………………………………… 33
1　喫煙の歴史 …………………………………………… 33
2　たばこ煙中の有害物質による健康影響 …………… 34

6　飲酒 ……………………………………………………… 37
1　アルコールの代謝 …………………………………… 37
2　飲酒による体への影響 ……………………………… 37
3　大量飲酒が引き起こす病気 ………………………… 39
4　「一気飲み」の危険 ………………………………… 40
5　飲酒が関係するその他の害 ………………………… 40

7　薬物乱用 ………………………………………………… 41
1　わが国の薬物乱用の現状 …………………………… 41
2　薬物乱用の世界動向 ………………………………… 42
3　薬物の有害性・危険性 ……………………………… 43
4　代表的な乱用薬物とその作用 ……………………… 46
5　乱用される薬物の法的規制 ………………………… 48
6　青少年期と薬物乱用 ………………………………… 48

8　性行動 …………………………………………………… 50
1　HIV感染症／AIDSの概念 ………………………… 50
2　HIV感染症からAIDSへ …………………………… 52
3　感染経路 ……………………………………………… 52
4　感染予防 ……………………………………………… 53
5　エイズの検査 ………………………………………… 53
6　エイズ感染症の治療の進歩 ………………………… 53

9　メンタルヘルス ………………………………………… 55
1　ストレスとは ………………………………………… 55
2　心身症とは …………………………………………… 55
3　心身症の生理的基盤 ………………………………… 56
4　心理社会的ストレッサーの種類と強度 …………… 57
5　心理社会的ストレッサーと心身症 ………………… 57
6　神経症とうつ病 ……………………………………… 59
7　外傷後ストレス障害（ＰＴＳＤ） ………………… 59
8　発育・発達とメンタルヘルス ……………………… 61

10　生活リズム …………………………………………… 63
1　生物と生活リズム …………………………………… 63
2　ヒトの概日リズムと現代社会 ……………………… 65

第3章　環境と健康　69

●生活環境と健康

1　衣と健康 —とくに履物について— … 70
1　靴がもたらす足の変型 … 70
2　現代っ子の足の裏 … 71
3　足から健康を考える … 71

2　食と健康 … 74
1　食中毒 … 74
2　食中毒の発生状況 … 74
3　主な細菌性食中毒の特徴 … 75
4　細菌性食中毒の発生要因 … 75
5　細菌性食中毒の予防 … 77
6　最近注目される食中毒 … 78

3　住と環境 … 81
1　空気中の有害物質 … 81
2　シックハウス症候群（シックハウスシンドローム） … 82

●環境系と健康

4　生態学と健康 … 87
1　生態学というもの … 87
2　人類（人間）の生態学 … 88
3　現代の生活と生態学 … 90
4　生態を「系」で考える … 92
5　健康の生態学 … 94

第4章　ライフサイクルと健康　97

1　発育・発達と健康 … 98
1　人間の発達 … 98
2　ライフサイクルと発達 … 99

2　加齢と健康 … 103
1　平均寿命と健康寿命 … 103
2　加齢と老化 … 103
3　老化現象 … 104
4　加齢と疾病 … 104

5	高齢化社会	104
6	国民医療費の現状	106
7	サクセスフルエイジング	107
8	老化のメカニズム	108
9	老化制御	109
10	高齢化への対策	109
11	高齢者保健福祉施策	110
12	高齢者保健対策	110

第5章　運動を支える体の仕組み　　111

1　運動と脳・神経系　　112
1　脳・神経系の分類　　112
2　ニューロン　　112
3　体性神経系による制御　　115
4　自律神経系による制御　　116
5　内分泌系による制御　　117

2　運動と筋・骨格系　　118
1　骨格　　118
2　関節　　120
3　骨格筋　　121

3　運動とエネルギー代謝　　125
1　エネルギー供給機構　　125
2　エネルギー消費量の計測　　126

4　運動と呼吸・循環器系　　130
1　呼吸器の構造　　130
2　酸素輸送系　　133
3　呼吸の調節　　133
4　心臓　　136
5　血圧　　139

さくいん　　141

第1章

健康とは

第 1 章

健康とは

1 健康と生きがい

　今日本は，人生80年の時代といわれている。男性の平均寿命は78年，女性の平均寿命は85年となっている。このような長寿社会の中で，「生きがい」をもって生きることと，「健康」で生きることが大切であるとの認識が大勢を占めている。

　しかし，図1に示すように，寿命が延びればのびるほど，病気に罹患する可能性も大きくなる。

　以前は，病気がなければ良いという考え方であったが，かなりの人は病気を持っているか，その予備軍と言われている。近年話題になっている，メタボリックシンドローム[注]

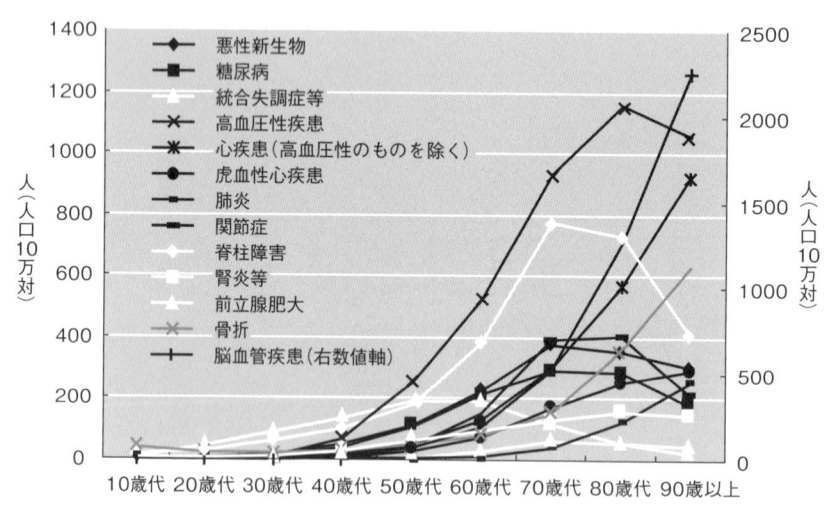

図1　年齢別に見た受療率
（厚生統計協会編：国民衛生の動向，厚生統計協会，2006より作図）

注）メタボリックシンドロームは，心血管疾患予防を第一義の目的として，ハイリスクグループを絞り込むために定義された疾患概念であり，内臓脂肪の蓄積によりインスリン抵抗性（耐糖能異常），動脈硬化惹起性リポ蛋白異常，血圧高値を合併する病態である。　飽食と運動不足による過栄養を原因として内臓脂肪（腹腔内脂肪）が蓄積すると，脂肪細胞よりさまざまな生理活性物質，アディポサイトカインの分泌異常をきたし，糖・脂質代謝異常，高血圧，さらには心血管疾患を惹起する。単に偶然リスクファクターが集まったものではなく，これらの代謝異常の上流に内臓脂肪蓄積を共通の基盤としてもつことが重要である。言い換えれば，メタボリックシンドロームは体重減量，とくに内臓脂肪減量により確実な予防効果が期待できる症候群であるといえる。過栄養の是正や運動習慣獲得による内臓脂肪減少により代謝状態が改善することについては，すでにいくつかの有効性に関する事例が報告されており，対象とする集団をしぼった効果的な保健指導（生活習慣改善支援）プログラムの作成が可能となる。（平成17年度厚生労働科学研究：「地域保健における健康診査の効果的なプロトコルに関する研究（主任研究員：水嶋春朔））

という疾病概念がある。厚生労働省の調査では，高血圧患者数は3,900万人，高脂血症は2,200万人，糖尿病（予備軍を含め）は1,620万人，肥満症は468万人と言われており，これらの患者は年々増加している。

そこで，今では「一病息災」といわれるように，病気や障害を持ちながらもそれらとうまくつきあいながら生き生きとした活力ある生活を送っていくことが大切であるとの考え方をとるようになってきた。これがクオリティオブライフ（QOL：Quality of Life）の考え方である。

2 わが国の死亡要因

わが国の死亡要因をみると，がん（悪性新生物），脳卒中（脳血管疾患），心臓病（心疾患）で60％近くを占めているので，これらは三大死亡要因と呼ばれている（図2）。

またこれらは，いずれも食事，運動，休養（睡眠を含む），喫煙や飲酒などの生活習慣と深い関わりがあるため，生活習慣病と呼ばれている。

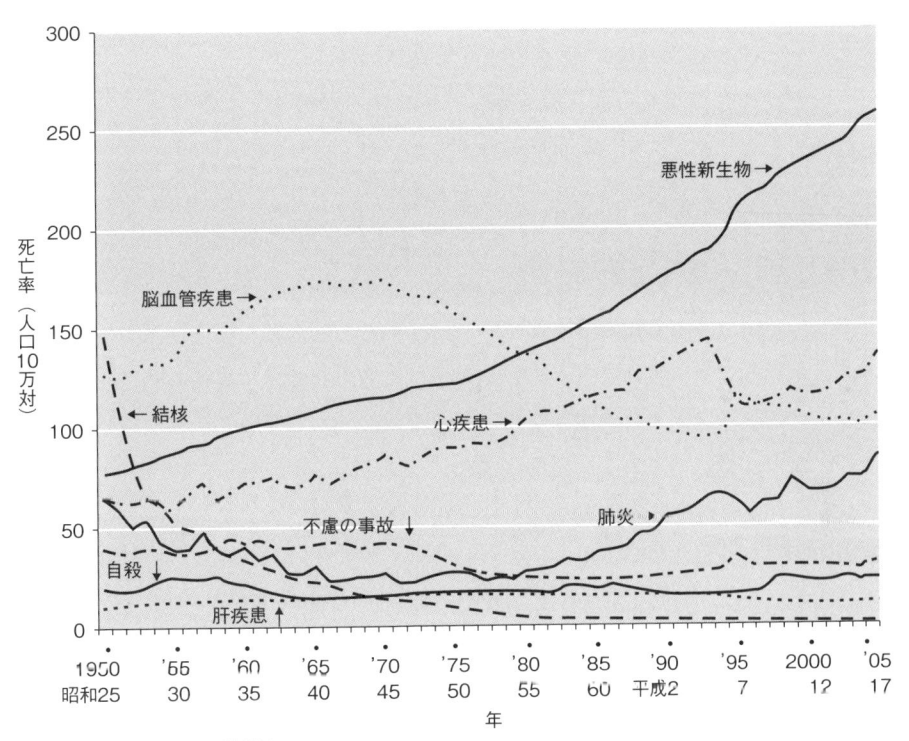

資料　厚生労働省「人口動態統計」
注　平成6年までは旧分類によるものである。
図2　主要死因別にみた死亡率の推移
（厚生統計協会編：国民衛生の動向，厚生統計協会，2006）

3 青少年の健康に関係する危険行動

アメリカ（2005，CDC調べ）では，10～24歳の若者の死亡の71％が，わずか4つの原因で占められている。

すなわち，交通事故が31％，殺人15％，不慮の事故14％，自殺11％となっている。ま

た，健康に関わる社会問題として，15〜19歳の未成年の女性の83万人が1年間で妊娠をしている。また，10〜19歳の若者の300万人が性感染症に感染している。

そこで，米国疾病予防管理センター(Centers of Disease Control and Prevention：CDC)は，次のような行動を「Youth Risk Behavior」としている。

① 故意または不慮の事故に関係する行動
② 喫煙
③ 飲酒・薬物乱用
④ 性行動
　(1)望まない妊娠
　(2)HIVを含む性感染症
⑤ 健康に良くない食行動
⑥ 運動不足

そして，「これらの危険行動のきざしは，思春期の前期から表れ，また，年月を経るとともに，改善が難しくなり，より強い習慣となる」「この様な行動をする人は，一つだけ危険行動をするのでなく，複数の危険行動をする」としている。したがって，具体的にはこれらに働きかけ，行動変容を起こす必要がある。

4 健康な生活を送るために

今までは，健康に関する知識をもっていれば，私たちは健康を保持増進するための行動をとることができると思われてきた。しかし，私たちの行動は，知識のみに左右されるわけではない。行動には様々な要因が関連している。

表1に，人の行動を規定する要因をあげた。

こうした中で，健康な行動をとるためには，知識とともにライフスキルといわれる能力や資質が必要であるとされている。

ライフスキルとは，「日常生活で生じる様々な問題や要求に対して，建設的かつ効果的に対処するために必要な心理社会的能力である。」(WHO：川畑徹朗訳)とされている。

そしてそれらは，①セルフエスティーム形成　②意志決定，③目標設定，④ストレス対処，⑤コミュニケーションなどの能力（スキル）からなっており，次のように考えることができる。

表1　人の行動を規定する要因

●動機付けにかかわる要因
　知識，態度，信念，価値観

●動機を行動へと結びつける要因
　友人からの誘いを断るスキル
　たばこやアルコールなどの広告を分析するスキル
　セルフエスティーム形成，意志決定，目標設定，ストレス対処，コミュニケイションスキルなどのライフスキル

●行動の持続にかかわる要因
　友人の行動や態度
　教師の行動や態度
　家族の行動や態度

① 自分自身を大切にする（セルフエスティーム形成）
② 物事をいろいろな角度から慎重に考え，適切に判断することができる（意志決定）
③ 目標を決めてそれを実現することができる（目標設定）
④ 日常的に起こるストレスに，適切に対応できる（ストレス対処）
⑤ 家族や仲間と良く話をし，人間関係が緊密である（コミュニケーション）

5 健康をつくる取り組み

❶ヘルスプロモーション

健康の保持増進を図るため，ヘルスプロモーションという理念が，WHOによってオタワ憲章として提唱（1986年）されている。

ヘルスプロモーションとは，「人々が自らの健康をコントロールし，改善できるようにするプロセスである」（島内憲夫訳）とし，健康を保持増進するためには個人の努力が必要であるとしている。また，それを可能にするために行政や地域の政策も大切である（表2）。

表2 ヘルスプロモーションの概念構成

身体的，精神的，社会的に完全に良好な状態
Health is a state of complete physical, mental and social well-being and not merely the absence of disease or infirmity.（WHOによる健康の定義（1951））
↑
唱道　　能力の付与　　調停
↑
健康な公共政策作り　個人技術の開発　健康を支援する環境づくり　地域活動の強化　ヘルスサービスの方向転換
↑
平和　住居　教育　食物　収入　安定した生態系
生存のための諸資源　社会的正義　公正

❷健康日本21

「健康日本21は，新世紀の道標となる健康施策，すなわち，21世紀において日本に住む一人ひとりの健康を実現するための，新しい考え方による国民健康づくり運動である。これは，自らの健康観に基づく一人ひとりの取り組みを社会の様々な健康関連グループが支援し，健康を実現することを理念としている。この理念に基づいて，疾病による死亡，罹患，生活習慣上の危険因子などの健康に係わる具体的な目標を設定し，十分な情報提供を行い，自己選択に基づいた生活習慣の改善および健康づくりに必要な環境整備を進めることにより，一人ひとりが稔り豊かで満足できる人生を全うできるようにし，併せて持続可能な社会の実現を図るものである。」（厚生労働省）としている。

これによると，わが国の健康行動目標について以下の様な項目を定めている。

① 栄養・食生活
② 身体活動・運動
③ 休養・こころの健康づくり
④ たばこ
⑤ アルコール
⑥ 歯の健康
⑦ 糖尿病
⑧ 循環器病
⑨ がん

[参考文献]
1) 厚生統計協会編：国民衛生の動向，厚生統計協会，2006
2) Youth Risk Behavior Surveillance――United States, 2005, CDC

第2章

ライフスタイルと健康

第2章

1 疾病構造の変化とライフスタイルとのかかわり

1 疾病構造の変化

　ここ40年ほどの間に，わが国の健康問題は大きく変化した。第二次世界大戦直後までは，結核などの感染症が死亡原因の上位を占めていたが，1950年代半ばから脳卒中などの脳血管疾患が，1980年代になるとがんが死亡原因の第1位となり，今日ではがん，心臓病，脳血管疾患などの生活習慣病で亡くなる人が，全死亡の70％近くを占めるようになった（p.3図2参照）。

2 健康の成立条件

　一般に，人の健康状態は各人がもっている遺伝的要因，人を取り巻く環境要因，保健医療システム，各人のライフスタイルによって規定される（図1）。そして，今日の主な死亡原因である生活習慣病の発生には，年齢，性，家族歴などの非行動要因の他に，喫煙，過度の飲酒，動物性脂肪・塩分・砂糖を多く含む食品の過剰摂取，運動不足などの行動（ライフスタイル）要因が深くかかわっている。例えば，わが国と同様に主要死因が生活習慣病である米国において，死亡順位第10位までの死亡原因について4つの要因の寄与割合を計算したところ，遺伝と環境がそれぞれ20％，保健医療システムが10％，ライフスタイルが50％と推計された。

3 ライフスタイルと健康

　個々の死因についてみても，ライフスタイルの影響は大きい。例えば，わが国の死亡原因の第一位であるがんに関しては，食生活が35％，喫煙が30％かかわっているとみなされている（図2）。また，近年増加している心筋梗塞や狭心症などの虚血性心臓病（心臓を動かしている心筋へ酸素や栄養を送っている冠状動脈が詰まって起こる病気の総称）の3大リスクファクターは，喫煙，高血圧，高コレステロールである（図3）。

　こうしたライフスタイルと健康との関係に深い関心が向けられるようになったのは，ブレスローらが実施した調査がきっかけであった。ブレスローらは，カリフォルニア州アラメダ郡において，成人男女約7千人を対象として1960年代半ばから約10年間に及ぶ追跡調査を行い，さまざまなライフスタイルと死亡率との関係について調べた。その結果，①喫煙しない，②過度の飲酒をしない，③身体活動を規則的にする，④標準体重を保つ，⑤十分な睡眠（7～8時間）をとる，⑥朝食はほぼ毎日とる，⑦間食はあまりとらない，とい

図1 健康の成立条件
（JKYB研究会編：学校健康教育とライフスキル，亀田ブックサービス，1994）

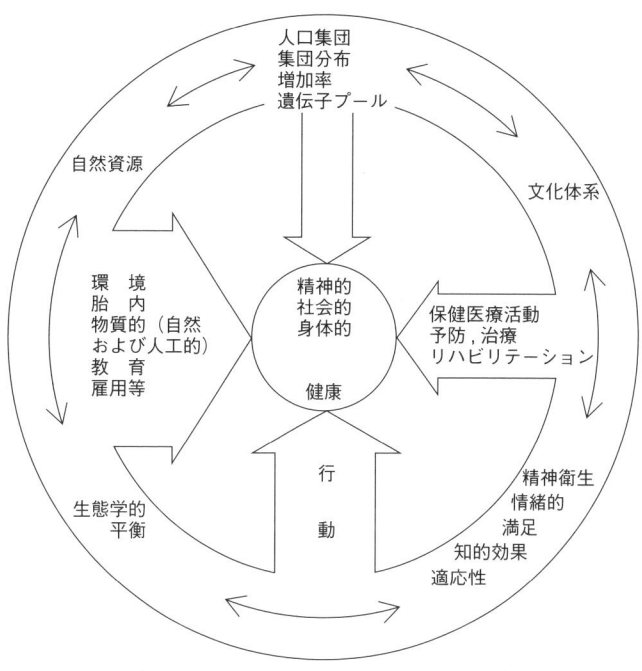

（Blum, H.L., Planning for Health, 1974 より）

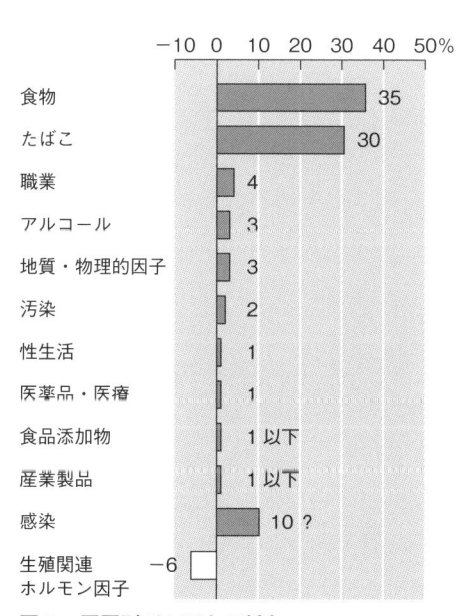

図2 要因別がん死亡の割合
（厚生省編：喫煙と健康，保健同人社，1987）

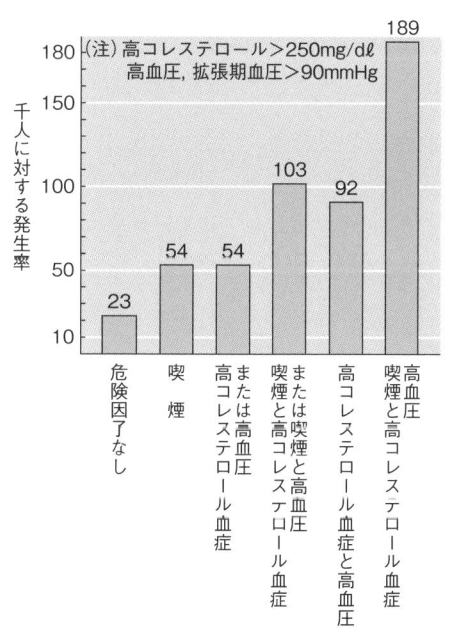

- 食物　35
- たばこ　30
- 職業　4
- アルコール　3
- 地質・物理的因子　3
- 汚染　2
- 性生活　1
- 医薬品・医療　1
- 食品添加物　1以下
- 産業製品　1以下
- 感染　10？
- 生殖関連ホルモン因子　−6

図3 虚血性心臓病のリスクファクター
（厚生省編：喫煙と健康，保健同人社，1987）

（注）高コレステロール＞250mg/dℓ
高血圧，拡張期血圧＞90mmHg

千人に対する発生率

- 危険因子なし　23
- 喫煙　54
- 高コレステロール血症　54
- または喫煙と高血圧　103
- または喫煙と高コレステロール血症　92
- 高コレステロール血症と高血圧　92
- 高血圧，喫煙と高コレステロール血症　189

第2章　疾病構造の変化とライフスタイルとのかかわり

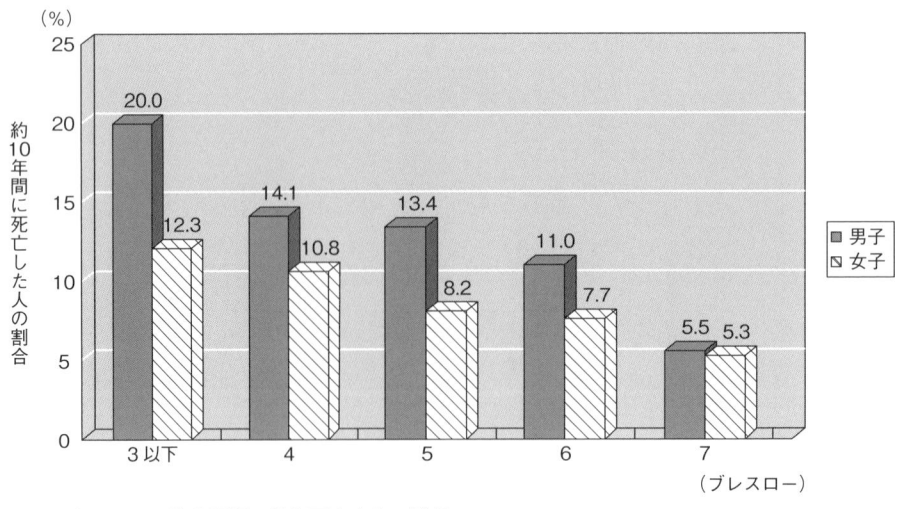

図4 守っている健康習慣の数と死亡率との関係

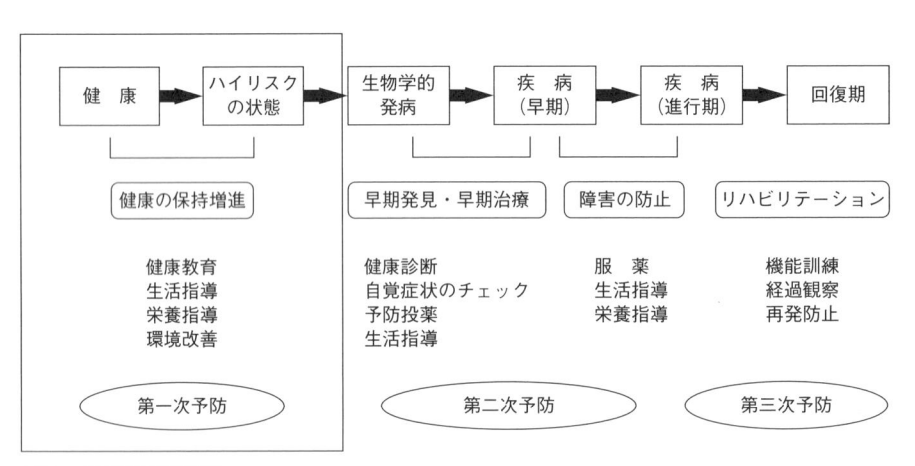

図5 生活習慣病対策
（勝野眞吾：農村地域の学齢期小児の健康実態 - 成人病の危険因子, JJPEN, 1994）

った健康的な生活習慣を多く守っている人ほど，追跡期間中の死亡率が低いことを明らかにした（図4）。

　また，これらの死亡率をもとに，45歳の平均余命を計算したところ，守っている健康習慣の数が6つ以上のグループと，3つ以下のグループ間では男で11年，女で7年の差があった。ちなみに，1900年から1970年にかけて，米国白人男子の45歳の平均余命はわずか3年しか伸びていない。

　ブレスローらの研究結果は，わが国を含めた各国の疾病対策に大きな影響を与え，それまでの早期発見・早期治療（二次予防）重視策から，ライフスタイルの改善（一次予防）重視策へと大転換するきっかけとなった（図5）。

第2章

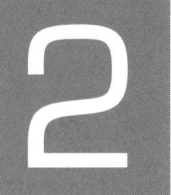

2 ウェイトコントロール

1 体重と肥満

　ヒトの体重は，エネルギー消費量とエネルギー摂取量のバランスにより調節されている。このエネルギーバランスが崩れるときには栄養不良となる。栄養不良には，過剰栄養（overnutrition）の状態と低栄養（undernutrition）の状態とがある。過剰栄養はエネルギー摂取量がエネルギー消費量を上回り，その身体の脂肪蓄積が過剰となったときに生ずる状態である。また，エネルギー摂取量がエネルギー消費量を相当期間にわたって下回ったときに低栄養となる。

　過剰栄養，低栄養の分類は，body mass index（BMI）を用いて行うことができる。BMIは「体重（kg）÷身長（m）^{2}」により算出される。肥満の基準は日本と世界とでは異なり，WHO（世界保健機関）による基準では，BMIが25以上30未満で過体重（overweight），30以上で肥満（obesity）となっている。わが国においては，日本肥満学会による肥満症診断基準により，BMIが25以上の時に肥満とされている。また，WHOおよび日本肥満学会による肥満症診断基準の双方において，BMIが18.5未満のときにはやせとしている。BMIは身長と体重がわかれば簡単に計算できるため，体重の日常管理に利用することができる。肥満は身長に比して体脂肪が過剰であり，そのために体重が増加した状態であるが，筋肉の発達によっても体重が増加し，そのためにBMIが高くなることがある。しかしながら，この場合は肥満ではないことにも注意しておく必要がある。

2 体格の変遷

　わが国では，昭和20年より各国から食糧援助を受ける基礎資料として「国民栄養調査」が開始された。昭和27年からは法律に基づく調査として，国民の健康状態や栄養素摂取量を把握する役割を担うようになった。平成14年に「健康増進法」が成立したのに伴い，平成15年度からは，従来の国民栄養調査を健康面にも拡充した「国民健康・栄養調査」が実施されることになった。

　国民健康・栄養調査は日本全国から無作為抽出された300の地区内の約5,000世帯，約15,000人を対象にして国民の身体の状況，栄養素等摂取量及び生活習慣の状況を明らかにし，国民の健康の増進の総合的な推進を図るための基礎資料を得ることを目的として実施される調査である。

　平成16年度国民健康・栄養調査による身体状況の結果をみると，わが国における1984年

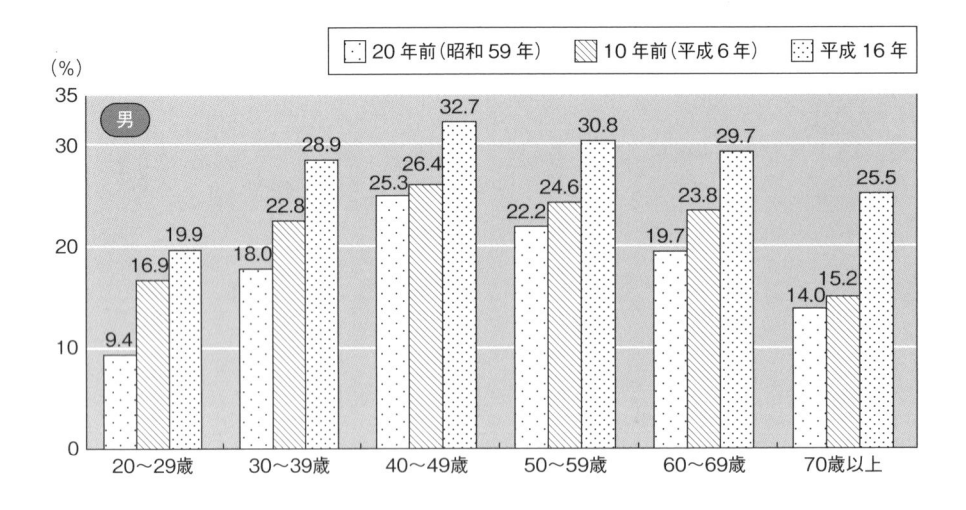

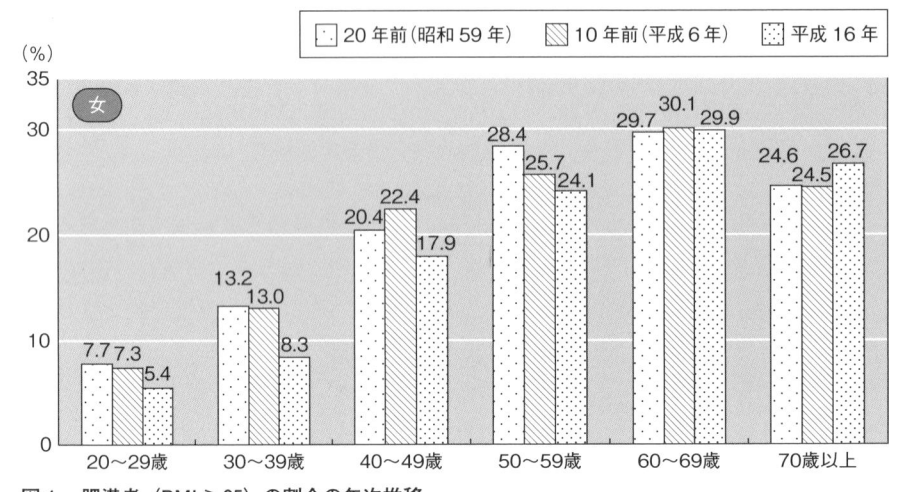

図1 肥満者（BMI≧25）の割合の年次推移
（資料：平成16年度厚生労働省「国民健康・栄養調査」）

から2004年にかけての肥満者（BMI≧25）の割合の年次推移は（図1），男子の20歳代で9.4％から19.9％，30歳代で18.0％から28.9％，40歳代で25.3％から32.7％，50歳代で22.2％から30.8％，60歳代で19.7％から29.7％，70歳以上で14.0％から25.5％へと，どの世代においても増加がみられる。一方，女性においては，20歳代で7.7％から5.4％，30歳代で13.2％から8.3％，40歳代で20.4％から17.9％，50歳代で28.4％から24.1％，60歳代で29.7％から29.9％，70歳以上で24.6％から26.7％であり，20歳代，30歳代，40歳代，50歳代では肥満者の割合が減少を示している。

同様に，やせ（BMI＜18.5）についての1984年から2004年への年次推移は（図2），男性では20歳代で6.7％から8.4％，30歳代で5.6％から3.8％，40歳代で2.3％から2.1％，50歳代で5.6％から2.0％，60歳代で8.3％から3.0％，70歳以上で16.3％から9.9％となっており，20歳代を除く全年齢で減少が見られている。また，女性については，20歳代で14.8％から21.4％，30歳代で9.1％から15.6％，40歳代で4.1％から6.6％，50歳代で5.9％から

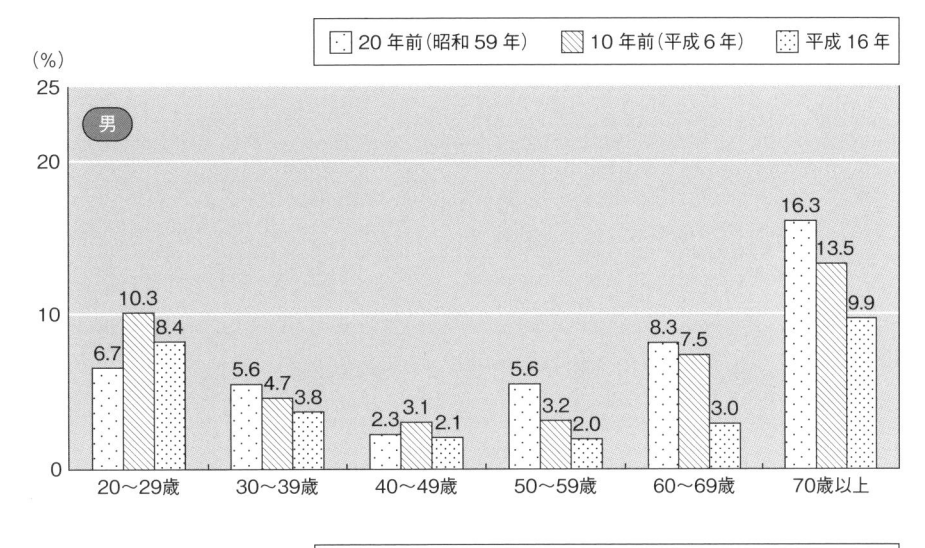

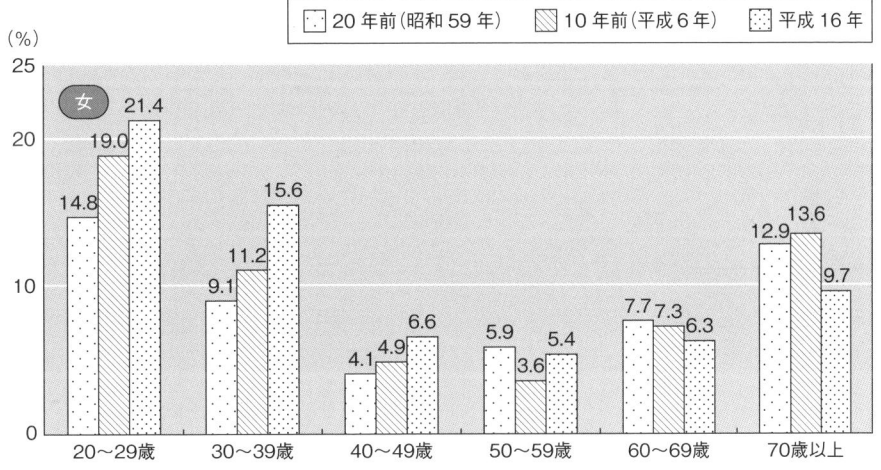

図2 低体重（やせ）の者（BMI＜18.5）の割合の年次推移
（資料：平成16年度厚生労働省「国民栄養調査」）

5.4％，60歳代で7.7％から6.3％，70歳以上で12.9％から9.7％へと推移しており，20歳代，30歳代，40歳代でやせの割合が増加を示している。

一方，自分の体型に対する自己評価をみた調査では，各年齢階級別に，現実の体型を肥満（BMI≧25），普通（25＞BMI≧18.5），低体重（BMI＜18.5）に分類し，体型に対する自己評価を「太っている」「普通」「やせている」の3段階で評価すると（表1），男性ではどの年代も現実の体型が肥満の場合は［肥満－太っている］が，現実の体型が普通の場合には［普通－普通］が，現実の体重が低体重の場合には［低体重－やせている］の組み合わせの割合が一番多くなっていたが，女性では10歳代において現実の体重が普通の場合に［普通－太っている］の組み合わせが，現実の体重が低体重の場合に［低体重－普通］の組み合わせが多く，20歳代，30歳代，40歳台，50歳代，60歳代の各年代においては，現実の体重が普通の場合に［普通－太っている］という組み合わせが多かった。このような傾向は，平成10年と比べると，いずれも年齢層でも増加傾向が見られており，特に女性に

表1 現実の体型別体型に対する自己評価

年　齢	現実の体型	体型に対する自己評価					
		男　性			女　性		
		太っている	普通	やせている	太っている	普通	やせている
15～19歳	肥満	93.8 (97.2)	6.3 (2.8)	0.0 (0.0)	100.0 (94.7)	0.0 (5.3)	0.0 (0.0)
	普通	22.7 (21.3)	50.6 (53.4)	26.8 (25.3)	*70.9* *(58.1)*	25.1 (37.8)	4.0 (4.1)
	低体重	3.2 (6.0)	9.7 (12.0)	87.1 (82.0)	17.9 (10.4)	*56.4* *(50.8)*	25.6 (38.8)
20～29歳	肥満	90.6 (95.4)	9.4 (4.6)	0.0 (0.0)	96.8 (97.8)	3.1 (2.0)	0.0 (0.0)
	普通	31.45 (27.3)	48.0 (51.2)	20.4 (21.5)	*66.7* *(51.1)*	30.0 (45.7)	3.3 (3.2)
	低体重	0.0 (2.1)	12.9 (6.3)	87.1 (91.6)	10.6 (4.6)	34.2 (46.2)	55.2 (49.2)
30～39歳	肥満	98.1 (93.8)	1.9 (6.2)	0.0 (0.0)	98.5 (100.0)	1.5 (0.0)	0.0 (0.0)
	普通	36.8 (35.8)	43.9 (45.2)	19.3 (19.0)	*59.8* *(49.1)*	35.5 (44.0)	4.6 (6.9)
	低体重	0.0 (3.8)	0.0 (3.8)	100.0 (92.4)	7.6 (3.8)	29.3 (29.5)	63.0 (66.7)
40～49歳	肥満	93.8 (94.7)	5.5 (5.3)	0.6 (0.0)	100.0 (98.3)	0.0 (1.7)	0.0 (0.0)
	普通	40.1 (34.9)	42.3 (44.4)	17.5 (20.7)	*59.5* *(51.0)*	33.6 (42.9)	6.9 (6.1)
	低体重	0.0 (0.0)	15.4 (0.0)	84.6 (100.0)	4.5 (2.4)	29.5 (19.5)	65.9 (78.1)
50～59歳	肥満	90.2 (89.0)	9.8 (11.0)	0.0 (0.0)	97.7 (98.9)	2.2 (1.1)	0.0 (0.0)
	普通	27.2 (27.2)	49.6 (52.5)	23.2 (20.3)	*53.4* *(51.0)*	40.1 (39.4)	6.5 (9.6)
	低体重	0.0 (0.0)	11.1 (4.3)	88.9 (95.7)	1.9 (0.0)	18.9 (18.2)	79.2 (81.8)
60～69歳	肥満	92.4 (91.7)	7.2 (7.1)	0.5 (1.2)	95.5 (95.8)	4.5 (4.2)	0.0 (0.0)
	普通	26.5 (23.8)	49.7 (51.1)	23.7 (25.1)	*50.7* *(44.5)*	39.2 (44.4)	10.2 (11.1)
	低体重	4.0 (0.0)	20.0 (3.0)	76.0 (97.0)	0.0 (2.9)	21.2 (17.6)	78.8 (79.5)
70歳以上	肥満	82.5 (91.3)	16.2 (8.7)	1.3 (0.0)	86.5 (85.9)	12.4 (13.2)	1.2 (0.9)
	普通	23.7 (14.0)	48.4 (51.2)	27.9 (34.8)	35.8 (24.1)	43.6 (49.5)	20.6 (26.4)
	低体重	2.1 (0.0)	10.4 (10.3)	87.5 (89.7)	0.0 (0.0)	13.4 (16.3)	86.6 (83.7)

上段数値：平成14年　下段（数値）：平成10年
■：適正な自己評価　*斜体文字*：適正ではないが，最も高い回答
（資料：厚生労働省「国民栄養調査」）

おいては，自らの現実の体型に対する自己評価をより太っている傾向に評価している。

　肥満ややせは体型として示される。体型も含め，自らの体格に関する情報を正確に理解することは，健康保持・増進にとって必要であり，健康に関する適切な情報提供や健康教育が必要である。

3　肥満と疾病の関係

　日本人を対象にBMIと疾病との関係を見たトクナガ（Tokunaga）らの調査では，BMIが22近辺の時に疾病合併率が最も低くなっている。BMIがこれ以上高くても，低くても疾病の合併率は上昇し，特に高い場合が問題となる。

　肥満と特定の疾患との関連については，日本肥満学会より肥満に関連する健康障害が提唱されており，それによると肥満に起因ないし関連する健康障害を合併するか，その合併が予測される場合で，医学的に減量を必要とする病態を肥満症と定義しており，疾患単位として取り扱われている。肥満に起因ないし関連し，減量を要する疾患は2型糖尿病・耐糖能障害，脂質代謝異常，高血圧，高尿酸血症・痛風，冠動脈疾患（心筋梗塞，狭心症），脳梗塞（脳血栓，一過性脳虚血発作），睡眠時無呼吸症候群，Pickwick症候群，脂肪肝，整形外科的疾患（変形性関節症，腰椎症），月経異常などである。また，肥満症の診断基準に含めないが，肥満に関連する健康障害として考慮されている疾患としては，扁桃肥大，気管支喘息，胆石，膵炎，蛋白尿，腎機能障害，子宮筋腫，悪性腫瘍（乳癌，胆嚢癌，大腸癌，子宮体癌，前立腺癌），偽性黒色表皮腫，摩擦疹，汗疹などの皮膚炎が挙げられる。

4　肥満の種類

　肥満は，脂肪が過剰に蓄積した状態である。肥満は，体型，原因，脂肪の分布等によって分類されている。

　体型による分類では，上半身肥満と下半身肥満に分類される。上半身肥満は，主に腹部に脂肪が蓄積する肥満であり，リンゴ型肥満とも呼ばれる。下半身肥満は，主に臀部や大腿に脂肪が蓄積する肥満であり，洋ナシ型肥満と呼ばれる。上半身肥満は，脂肪が蓄積する場所により，皮下脂肪型肥満と内臓脂肪型肥満に分類できる。皮下脂肪型肥満は，皮膚の下に脂肪が大量に蓄積した状態である。一方，内蔵脂肪型肥満は脂肪が腹腔内に蓄積した状態である。CTスキャンで腹部の断面を撮影し診断すると，内臓脂肪面積が100平方センチ以上の場合を内臓脂肪型肥満と判定できる。また，CTスキャンによる腹部断面像により，腹腔内内臓脂肪（V）と皮下脂肪（S）の面積比V/Sを求め，0.4以上の場合は内臓型肥満，0.4未満の場合は皮下脂肪型肥満であるとする定義もある。簡便法としては，ヒップに対するウェストの比を見る方法があり，男性で1以上，女性で0.8以上の場合は内臓型肥満の可能性が高くなる。さらには，男性で腹囲（臍部の高さ）85cm以上，女性で90cm以上の場合，内臓脂肪型肥満が疑われる。

　内臓脂肪型肥満は皮下脂肪型肥満に比べ疾患発症のリスクが高まるといわれている。特

に内臓脂肪の蓄積があり，空腹時高血糖，中性脂肪高値，高血圧等を伴うときにはメタボリックシンドロームといわれ，脳梗塞，心筋梗塞，狭心症などの発症率のリスクが20〜30倍に高まる。

5 メタボリックシンドローム

近年，メタボリックシンドロームという病態が注目されている。メタボリックシンドロームは，動脈硬化性疾患（心筋梗塞や脳梗塞など）の危険性を高める複合型リスク症候群であり，これまで「死の四重奏」とか「シンドロームX」と呼ばれていた。2005年にはこの病態に関連する国内の8学会により，日本人に適用できる診断基準が定められた。

メタボリックシンドロームは，ウェスト周囲径（男性85cm以上，女性が90cm以上）に加え，血中脂質（トリグリセライド≧150mg/dℓかつ／またはHDL＜40mg/dℓ），血

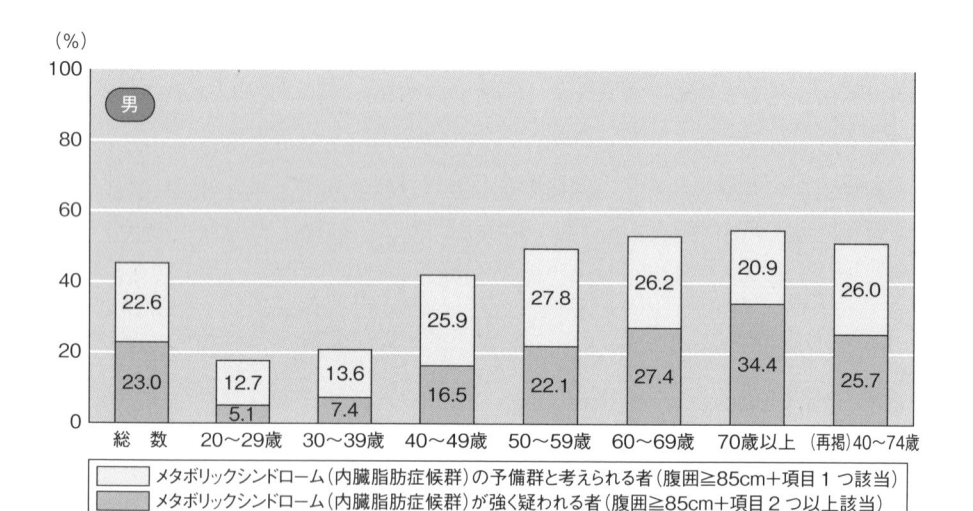

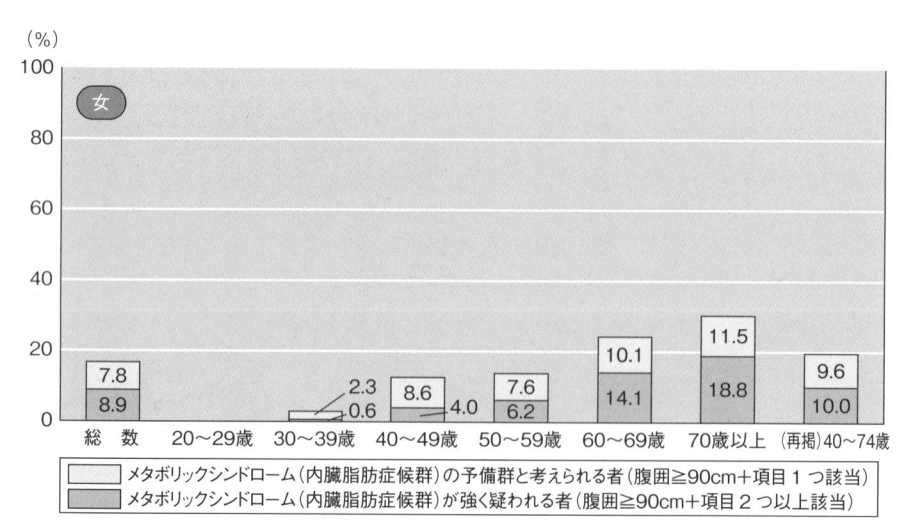

図3 メタボリックシンドローム（内臓脂肪症候群）の状況（20歳以上）
（資料：平成16年度厚生労働省「国民健康・栄養調査」）

圧（収縮期血圧≧130mmHgかつ／または拡張期血圧≧85mmHg），空腹時血糖（≧110mg/dℓ）の3項目のうち2項目を満たす場合とされている。国民健康・栄養調査では，血中脂質の基準としてHDLコレステロール値が40mg/dℓ未満，また空腹時血糖の代わりにヘモグロビンA1c値（≧5.5%）を用いてメタボリックシンドロームの疑いの判定をしており，ウェスト周囲径の基準を満たし，3つの項目（血中脂質，血圧，ヘモグロビンA1c）のうちの2項目以上に該当する場合はメタボリックシンドロームが強く疑われる者，ウェスト周囲径の基準を満たし，3つの項目のうちの1項目に該当する場合はメタボリックシンドロームの予備軍と考えられる者として分類している。

平成16年度調査結果においては，男性において40歳以上で約2人に1人，女性においては40歳から59歳の約10人に1人，60歳以上の約5人に1人が，メタボリックシンドロームが強く疑われる者あるいは予備軍と考えられる者となっている（図3）。また，同調査によると，40歳以上のメタボリックシンドロームが強く疑われる者と予備軍と考えられる者の合計は約1,960万人と推計されている。

6 小児の肥満

わが国では，児童，生徒及び幼児の発育及び健康の状態を明らかにすることを目的として，「学校保健統計調査」が毎年実施されている。この調査は毎年4月1日から6月30日までの間に，学校保健法に基づく定期健康診断の結果を基に標本抽出により集計されている。学校保健統計調査では，小児の肥満の評価においてはBMIではなく，肥満度が用いられている。年齢・性別・身長別に出された標準体重を用い，肥満度（%）＝（実測体重－標準体重）／（標準体重）の式より肥満度を算出し，20%以上のときに肥満と判定する。身長，体重は年々増加傾向にあるが，肥満者の出現率についても年々増加傾向にあり，特に小学校高学年においては男女共に10%前後の児童が肥満となっている。

7 ウェイトコントロールの方法

肥満を減少させるには大きく分けて2つあり，一つは熱量の摂取を減少させること，もう一つは熱量の消費を増大させることである。熱量の摂取については無秩序なダイエットは避け，あくまでも栄養のバランスを考えながら熱量摂取の減少を図るべきである。なお，適切な食事量は個々人の性別，年齢，体格，代謝量，生活様式等を考慮に入れて決定すべき事項である。一般的な基準としては，厚生労働省から「日本人の食事摂取基準」が発表されており，これを参考にするとよい。一方，熱量消費の増大については，運動による消費が考えられる。身体運動では，酸素を取り込み，炭水化物や脂肪を分解してできたエネルギーを使って筋肉を収縮させる。運動による消費エネルギーは運動強度によって異なるため，より激しい運動では単位時間当たりのエネルギー消費量も多くなる。しかしながら，運動を行う目的が競技力向上を目指すのではなく，ウェイトコントロールなどの健康保持であるときには，筋のエネルギー源として脂肪を利用する中等度以下の強度の運動，すなわち有酸素運動が有効である。有酸素運動を行うことにより，体重や体脂肪は減

少するが，体重から脂肪を除いた除脂肪体重には変化がなく，インスリン感受性や，高血圧，高脂血症等の改善効果も報告されている。運動による効果は数日で低下するため，週3日以上，1回当たり20分から30分かけて有酸素運動を行うとよい。

3 食生活

1 食生活の重要性

　わが国では，統計法に基づき「人口動態統計」がとられている。人口動態統計は出生・死亡・死産・婚姻・離婚の5つについて把握し，人口及び厚生行政施策の基礎資料を得ることを目的とした統計である。このなかで，死亡統計は死亡診断書に記載された複数の疾患から疾病及び関連保健問題の国際統計分類にしたがって集計したものである。この死亡統計から疾病構造をみると，昭和20年代後半以降は，それまで死因の首位であった結核が大きく減少し，替わって悪性新生物が増加し，心疾患，脳血管疾患とともに，3大死因となっている（p.3図2参照）。このように，死因からみた疾病構造は感染症から生活習慣病を中心とした構造へと大きく変化した。

　「生活習慣病」は，40〜60歳くらいの働き盛りに多い疾患であり，40歳前後から死亡率が高くなることから，その発症年齢に着目して以前は「成人病」と呼ばれていた。しかしながら，大規模な疫学調査等により疾患の発症要因として生活習慣の関わりが明らかになってくると，生活習慣病と呼ばれるようになった。平成8年の公衆衛生審議会成人病難病対策部によると，生活習慣病は「食習慣，運動習慣，休養，喫煙，飲酒等が，その発症・進行に関与する疾患」とされている。

　この名称変更は重要な意味を含んでいる。すなわち，年齢に着目した成人病の場合，その対策というのは，検診を行って，病気の早期発見，早期治療を目指した二次予防が中心となっていた。しかし，従来成人病といわれてきた，がん，高血圧，糖尿病などは必ずしも成人になってから起こるものではなく，小児期からの生活習慣の蓄積と，その人の持っている遺伝的素因，さらに環境の要因が重なり合って起こってくる疾患であり，これらの疾患を予防するためには，小児期から適切な生活習慣を身につけておくことが必要である。このことから，発症要因に着目した生活習慣病の場合には，疾患の徴候が出現する以前から予防活動を行う一次予防が中心となる。生活習慣の中でも，食習慣は疾患の発症に重要な影響をもたらす生活習慣である。さらに，食生活は生命を維持するだけでなく，健康で幸福な生活を送るために欠くことのできない営みでもある。

2 国民健康・栄養調査と食事摂取の変遷

　国民の食生活の現状を知るには「国民健康・栄養調査」の結果が利用できる。この調査は平成14年まで実施されてきた「国民栄養調査」を引き継いだものである。国民栄養調査

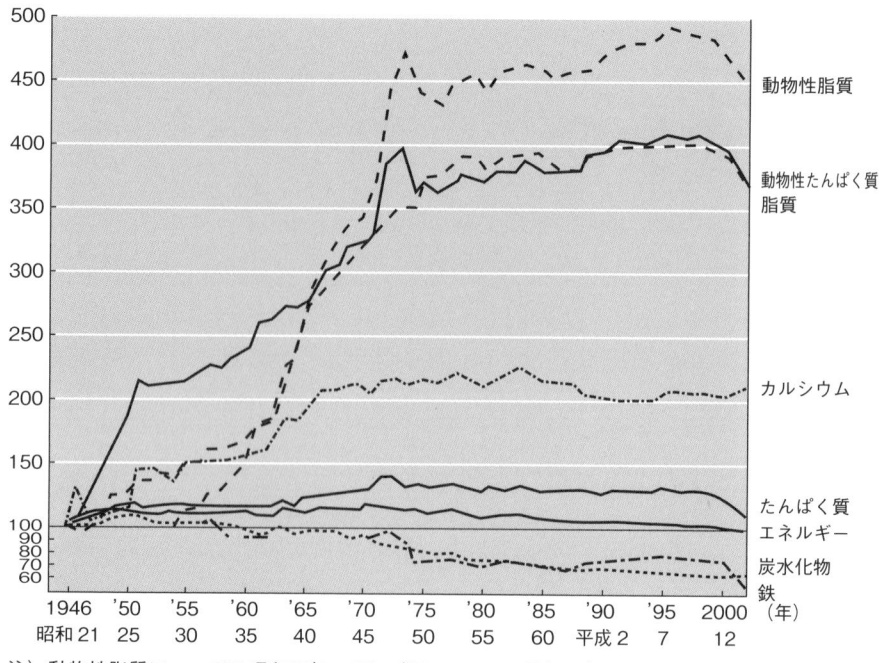

図1 栄養素等摂取量の推移（昭和21年＝100）

注）動物性脂質については昭和27年＝100，鉄については昭和30年＝100としている。
（健康・栄養情報研究会編：平成15年国民健康・栄養調査報告，第一出版，2006）

は国民の健康状態や栄養素摂取量を把握するための調査であり，昭和20年から開始され昭和27年には「栄養改善法」の制定により法律に基づく調査となった。その後，高度経済成長による国民の食生活の変化により，栄養素摂取不足の問題から，過剰摂取や栄養素摂取の偏りが生活習慣病との関連でより大きな問題として認識され，国民の健康状態に関する様々な項目（各種血液検査，飲酒，喫煙，運動習慣など）が調査項目として追加された。平成14年には栄養改善法を改廃して「健康増進法」が制定されたのにともない，栄養のみならず，運動，休養（睡眠），飲酒，喫煙，歯の健康等の生活習慣全般に調査項目が拡充された国民健康・栄養調査が行われるようになった。

　日本は第二次世界大戦後から現在に至るまで著しい経済成長をとげ，それにともない食事摂取内容も様変わりしてきた。昭和21年を100としたときの，平成15年に至るまでの栄養素摂取量の推移を図1に示す。各栄養素摂取の推移をみると，脂質は約3.7倍，たんぱく質は約1.2倍，カルシウムは約2倍の増加となっており，中でも動物性脂質は約4.5倍，動物性たんぱく質は約3.7倍の増加となっている。一方，エネルギー摂取量はほぼ変化がないが，炭水化物は約0.7倍と減少している。

3 日本人の食事摂取基準

　わが国では，これまで「日本人の栄養所要量」を5年ごとに改定・策定してきたが，第7次改定の際に科学的根拠に基づいたより細かい指標を設定した「日本人の食事摂取基準」（2005年版）が策定された。食事摂取基準は，健康な個人または集団を対象として，国民

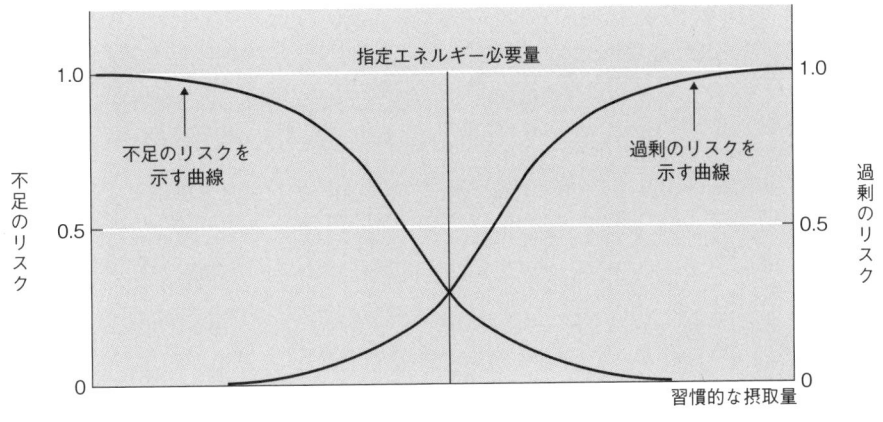

図2　推定エネルギー必要量を理解するための模式図
習慣的な摂取量が増加するにつれて，不足のリスクが減少するとともに，過剰のリスクが増加することを示す。両者のリスクが最も少なくなる摂取量が推定エネルギー必要量。

の健康の維持・増進，エネルギー・栄養素欠乏症の予防，生活習慣病の予防，さらには過剰摂取による健康障害の予防を目的として，エネルギー及び各栄養素の摂取量の基準を示したものであり，使用期間は2005年から2010年までの5年間である。エネルギーについては，「推定エネルギー必要量」，各栄養素については「推定平均必要量」「推奨量」「目安量」「上限量」「目標量」を定めてある。推定エネルギー必要量（estimated energy requirement：EER）はエネルギーの不足のリスク及び過剰のリスクの両者が最も小さくなる摂取量である（図2）。推定エネルギー必要量は性別，年齢および身体活動レベルの組み合わせにより定められており，一般的には，基礎代謝量（kcal/日）と身体活動レベルの積として求められる（表1，表2）。

　推定平均必要量（estimated average requirement：EAR）は特定の集団を対象として測定された必要量から，性・年齢階級別に日本人の必要量の平均値を推定し，当該性・年齢階級に属する人々の50％が必要量を満たすと推定される1日の摂取量である（図3）。推奨量（recommended dietary allowance：RDA）は，ある性・年齢階級に属する人々のほとんど（97～98％）が1日の必要量を満たすと推定される1日の摂取量であり，原則として「推定平均必要量＋標準偏差の2倍」である。目安量（adequate intake：AI）は，推定平均必要量・推奨量を算定するのに十分な科学的根拠が得られない場合に，ある性・年齢階級に属する人々が，良好な栄養状態を維持するのに十分な量である。目標量（tentative dietary goal for preventing life-style related diseases：DG）は生活習慣病の一次予防のために現在の日本人が当面の目標とすべき摂取量（または，その範囲）である。上限量（tolerable upper intake level：UL）は，ある性・年齢階級に属するほとんどすべての人々が，過剰摂取による健康障害を起こすことのない栄養素摂取量の最大限の量である。

表1 エネルギーの食事摂取基準：推定エネルギー必要量（kcal/日）

性別	男性			女性		
身体活動レベル	Ⅰ	Ⅱ	Ⅲ	Ⅰ	Ⅱ	Ⅲ
0～5（月）母乳栄養児	—	600	—	—	550	—
人工乳栄養児	—	650	—	—	600	—
6～11（月）	—	700	—	—	650	—
1～2（歳）	—	1,050	—	—	950	—
3～5（歳）	—	1,400	—	—	1,250	—
6～7（歳）	—	1,650	—	—	1,450	—
8～9（歳）	—	1,950	2,200	—	1,800	2,000
10～11（歳）	—	2,300	2,550	—	2,150	2,400
12～14（歳）	2,350	2,650	2,950	2,050	2,300	2,600
15～17（歳）	2,350	2,750	3,150	1,900	2,200	2,550
18～29（歳）	2,300	2,650	3,050	1,750	2,050	2,350
30～49（歳）	2,250	2,650	3,050	1,700	2,000	2,300
50～69（歳）	2,050	2,400	2,750	1,650	1,950	2,200
70以上（歳）[1]	1,600	1,850	2,100	1,350	1,550	1,750
妊婦　初期　（付加量）				+50	+50	+50
妊婦　中期　（付加量）				+250	+250	+250
妊婦　末期　（付加量）				+500	+500	+500
授乳婦　　　（付加量）				+450	+450	+450

[1] 成人では，推定エネルギー必要量＝基礎代謝量（kcal/日）×身体活動レベルとして算定した。
18～69歳では，身体活動レベルはそれぞれⅠ＝1.50，Ⅱ＝1.75，Ⅲ＝2.00としたが，70歳以上では，それぞれⅠ＝1.30，Ⅱ＝1.50，Ⅲ＝1.70とした。50～69歳と70歳以上で推定エネルギー必要量に乖離があるように見えるのはこの理由によるところが大きい。

表2　15-69歳における各身体活動の活動レベル

		低い（Ⅰ）	ふつう（Ⅱ）	高い（Ⅲ）
身体活動レベル[1]		1.50 (1.40～1.60)	1.75 (1.60～1.90)	2.00 (1.90～2.20)
日常生活の内容		生活の大部分が座位で，静的な活動が中心の場合	座位中心の仕事だが，職場内での移動や立位での作業・接客等，あるいは通勤・買物・家事，軽いスポーツ等のいずれかを含む場合	移動や立位の多い仕事への従事者。あるいは，スポーツなど余暇における活発な運動習慣をもっている場合
個々の活動の分類（時間/日）[2]	睡眠（1.0）	8	7～8	7
	座位または立位の静的な活動 (1.5：1.1～1.9)	13～14	11～12	10
	ゆっくりした歩行や家事など低強度の活動 (2.5：2.0～2.9)	1～2	3	3～4
	長時間持続可能な運動・労働など中強度の活動（普通歩行を含む）(4.5：3.0～5.9)	1	2	3
	頻繁に休みが必要な運動・労働など高強度の活動 (7.0：6.0以上)	0	0	0～1

[1] 代表値。（　）内はおよその範囲。
[2] （　）内は，activity factor（Af：各身体活動における単位時間当たりの強度を示す値。基礎代謝の倍数で表す）（代表値：下限～上限）。

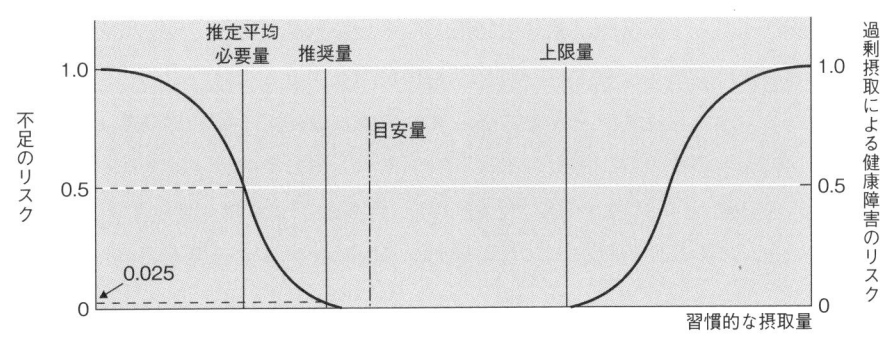

図3 食事摂取基準の各指標（推定平均必要量，推奨量，目安量，上限量）を理解するための模式図
不足のリスクが推定平均必要量では0.5（50％）あり，推奨量では0.02～0.03（中間値として0.025）（2～3％または2.5％）あることを示す。上限量以上を摂取した場合には過剰摂取による健康障害が生じる潜在的なリスクが存在することを示す。そして，推奨量と上限量とのあいだの摂取量では，不足のリスク，過剰摂取による健康障害が生じるリスクともにゼロ（0）に近いことを示す。目安量については，推定平均必要量ならびに推奨量と一定の関係を持たないが，推奨量と目安量を同時に算定することが可能であれば，目安量は推奨量よりも大きい（図では右方）と考えられる。目標量については，推奨量または目安量と，現在の摂取量中央値から決められるため，ここには図示できない。

4 エネルギーおよび栄養素のはたらき

　主な栄養素としては，炭水化物，たんぱく質，脂質，ビタミン，ミネラル（無機質）があり，5大栄養素と呼ばれている。このうち炭水化物，たんぱく質，脂質は3大栄養素といわれる。炭水化物は主にエネルギー供給源であり，1g当り4kcalを供給する。摂取された炭水化物はそのままでは体内で利用することができないため，消化酵素により単糖類へ分解された後，小腸から吸収される。小腸から吸収された単糖類は，肝臓や筋肉組織に取り込まれる。取り込まれた単糖類はグリコーゲンとして貯蔵されたり，アミノ酸の合成材料となったり，ブドウ糖（グルコース）として体全体に運搬される。炭水化物は余分に摂ると脂肪に変換されて体内に蓄積し，肥満の原因となる。

　たんぱく質は身体を構成する細胞質の主成分である。人の身体は，体重の50～60％が水分であるが，これを除いた乾燥成分の30～40％がたんぱく質である。筋肉・臓器・爪・皮膚・毛髪・血液・酵素・インシュリン・脳下垂体ホルモン・免疫抗体・遺伝子など，様々な部分を構成している。また，たんぱく質は，エネルギー源としても利用され，1gあたり4kcalのエネルギーを供給する。たんぱく質は，アミノ酸が重合してできた高分子化合物であり，消化酵素により加水分解されたアミノ酸を腸粘膜から吸収する。アミノ酸は全部で20種類であるが，このうちトリプトファン，リジン，メチオニン，フェニルアラニン，スレオニン，バリン，ロイシン，イソロイシン，ヒスチジンの9種類のアミノ酸は体内で合成できないため，食物から摂取しなければならない。これらの9種類のアミノ酸は「必須アミノ酸」と呼ばれている。

　脂質は，細胞膜・血液・ホルモンなどの原料であり，ビタミンA・D・Eなどの脂溶性ビタミンの吸収を補助する。脂質はエネルギー源でもあり，1gあたり9kcalのエネルギーを供給する。脂質は，単純脂質，複合脂質，コレステロールに分類され，各々の主構

成成分は脂肪酸である。脂肪酸は飽和脂肪酸と，不飽和脂肪酸とに分かれており，飽和脂肪酸は主に動物性脂質に多く含まれており，過剰に摂取すると「悪玉コレステロール」と呼ばれているLDL-コレステロールを増加させる原因となる。不飽和脂肪酸の中のリノール酸，リノレン酸，アラキドン酸，エイコサペンタエン酸，ドコサヘキサエン酸などは体内で合成できないため，「必須脂肪酸」と呼ばれ，食事から一定量を摂取する必要がある。

炭水化物，たんぱく質，脂質といった多量の熱量を供給する栄養素が「熱量素」と呼ばれるのに対し，ビタミン・ミネラルは生命が円滑な代謝を営むのに必要な微量成分であり，これらは他の栄養素では代用できず，これらが無いと完全な栄養を保つことができないため「保全素」と呼ばれている。

たんぱく質・脂肪・炭水化物はそのままでは利用できず，これらを分解して化学反応を起こすことによって，エネルギーや身体の構成成分として利用することができる。この一連の過程を「代謝」という。運動，ホルモン（甲状腺ホルモン，テストステロン，インスリン，成長ホルモン），神経系（運動時やストレス時のアドレナリン，ノルアドレナリン分泌），たんぱく質摂取，体温上昇などの条件では代謝率が上昇する。酵素は代謝を促進するが，酵素のうち体内で合成不可能なものを補酵素といい，補酵素が不足すると代謝が滞る。ビタミンのほとんどは補酵素であり，体内では合成できないため，食事から摂取する必要がある。またビタミンは単独ではなく，相互作用により機能するため，バランスよく摂取する必要がある。

5 食生活の指針

「日本人の食事摂取基準」（2005年版）は，生活習慣病予防のために保健所，保健センター，民間健康増進施設等において実施される栄養指導，学校や事業所等の給食提供にあたって管理栄養士等の専門家が用いる科学的データである。この食事摂取基準を満足するような食生活を国民が実践するためのガイドラインが「食生活指針」である。食生活指針は，国民一人ひとりが食生活改善に取り組むよう，1985年（昭和60年）に厚生省（当時）により「健康づくりのための食生活指針」が策定され，さらに1990年（平成2年）には個々人の特性に応じた具体的な食生活の目標として，成長期，女性，高齢者といった対象特性別の「健康づくりのための食生活指針」が策定された。

がん，心臓病，脳卒中，糖尿病等の生活習慣病の増加は国民の大きな健康問題となっており，健康的な食生活の実践など，生活習慣の改善により疾病の発症そのものを予防する「一次予防」の推進がますます重要となっている。また，日本における食料自給率の低下や，食品の廃棄も重要な問題となっている。

国民の健康の増進，生活の質（quality of life：QOL）の向上及び食料の安定供給の確保を目的に，文部省，厚生省，農林水産省の3省合同で，「食生活指針」が2000年（平成12年）に策定された。また，項目ごとにその実践のための取り組むべき具体的な内容も定められた。**表3**に食生活の指針を示す。

表3　食生活指針

○食事を楽しみましょう。
・心とからだにおいしい食事を、味わって食べましょう。
・毎日の食事で、健康寿命をのばしましょう。
・家族の団らんや人との交流を大切に、また、食事づくりに参加しましょう。
○1日の食事のリズムから、健やかな生活リズムを。
・朝食で、いきいきした1日を始めましょう。
・夜食や間食はとりすぎないようにしましょう。
・飲酒はほどほどにしましょう。
○主食、主菜、副菜を基本に、食事のバランスを。
・多様な食品を組み合わせましょう。
・調理方法が偏らないようにしましょう。
・手作りと外食や加工食品・調理食品を上手に組み合わせましょう
○ごはんなどの穀類をしっかりと。
・穀類を毎食とって、糖質からのエネルギー摂取を適正に保ちましょう。
・日本の気候・風土に適している米などの穀類を利用しましょう。
○野菜・果物、牛乳・乳製品、豆類、魚なども組み合わせて。
・たっぷり野菜と毎日の果物で、ビタミン、ミネラル、食物繊維をとりましょう。
・牛乳・乳製品、緑黄色野菜、豆類、小魚などで、カルシウムを十分にとりましょう。
○食塩や脂肪は控えめに。
・塩辛い食品を控えめに、食塩は1日10g未満にしましょう。
・脂肪のとりすぎをやめ、動物、植物、魚由来の脂肪をバランスよくとりましょう。
・栄養成分表示を見て、食品や外食を選ぶ習慣を身につけましょう。
○適正体重を知り、日々の活動に見合った食事量を。
・太ってきたかなと感じたら、体重を量りましょう。
・普段から意識して身体を動かすようにしましょう。
・美しさは健康から。無理な減量はやめましょう。
・しっかりかんで、ゆっくり食べましょう。
○食文化や地域の産物を活かし、ときには新しい料理も。
・地域の産物や旬の素材を使うとともに、行事食を取り入れながら、自然の恵みや四季の変化を楽しみましょう。
・食文化を大切にして、日々の食生活に活かしましょう。
・食材に関する知識や料理技術を身につけましょう。
・ときには新しい料理を作ってみましょう。
○調理や保存を上手にして無駄や廃棄を少なく。
・買いすぎ、作りすぎに注意して、食べ残しのない適量を心がけましょう。
・賞味期限や消費期限を考えて利用しましょう。
・定期的に冷蔵庫の中身や家庭内の食材を点検し、献立を工夫して食べましょう。
○自分の食生活を見直してみましょう。
・自分の健康目標をつくり、食生活を点検する習慣を持ちましょう。
・家族や仲間と、食生活を考えたり、話し合ったりしてみましょう。
・学校や家庭で食生活の正しい理解や望ましい習慣を身につけましょう。
・子どものころから、食生活を大切にしましょう。

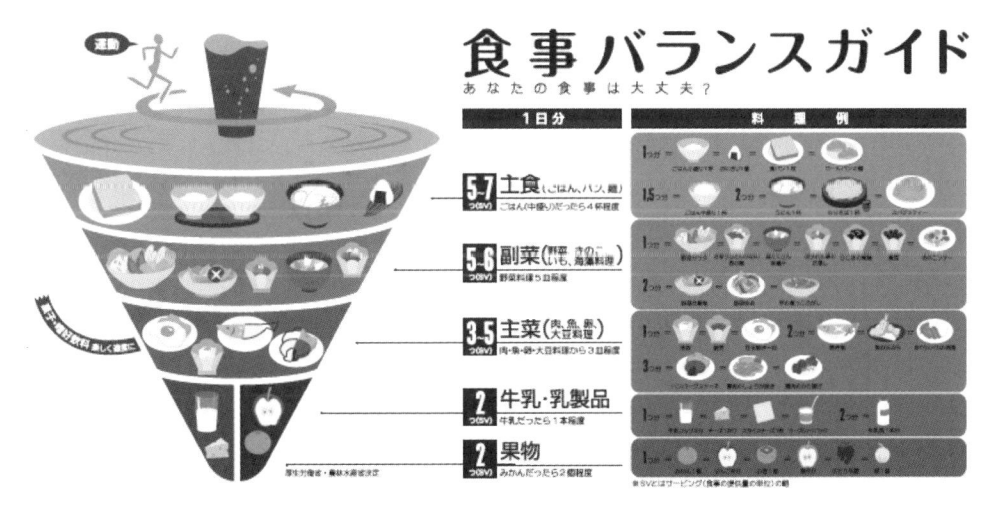

図4　食事バランスガイド
（農林水産省「食事バランスガイド」http://www.maff.go.jp/food_guide/balance.html より）

6 食事バランスガイド

　国民の一人ひとりが適切な食生活を実践するためには，適切なエネルギーと栄養素を摂取することが必要である。日本人の食事摂取基準には，エネルギーと各栄養素について必要な摂取量が記載されている。これは専門家が食事指導などに用いるものであり，一般国民が利用するにはより平易なガイドが必要である。また，実際には購入した食材から料理をつくるので，各食材にどのような栄養素が含まれるかがわかれば有用であり，それを示したのが6つの基礎食品群である。これは，栄養素を1群から6群に分け，各群にはいる食材を示し，各群から1品目以上，1日合計30品目以上摂取するようにすれば栄養のバランスがとれるようになっている。各家庭で食材から食事を作る場合にはこの6つの基礎食品群の考え方は効果があるが，一方，外食や加工食品の利用頻度が増えてくると，料理を選択することによって栄養のバランスを保持できるような食教育が有効となる。

　厚生労働省・農林水産省によって2005年（平成17年）に策定された「食事バランスガイド」（図4）は，栄養素を選択したり食材を選択したりすることによって必要な栄養素を充足させる従来のガイドに代わり，野菜サラダやハンバーグステーキといった実際に食卓で目にする料理を具体例として示すことによって，バランスの取れた食生活を実践するための食事ガイドである。具体的には，料理を主食，主菜，副菜，牛乳・乳製品，果物に分類する。食事の提供量の単位はサービング（SV）であり，各料理について1回当たりの標準的な量を大まかに示すものである。

　主食は炭水化物の供給源としての位置づけであり，ごはん，パン，麺等の主材料に由来する炭水化物がおおよそ40gであることを1SVに設定している。市販のおにぎり1個分が1SVに当たる。1日にとる量としては5〜7SVであり，ごはん（中盛り）（＝約1.5SV）であれば4杯程度に相当する。

　副菜はビタミン，ミネラル及び食物繊維の供給源となる野菜等に関して，主材料の重量がおおよそ70gであることを1SVに設定してある。野菜サラダや野菜の小鉢がこの1SVに当たる。1日にとる量は5〜6SVである。

　主菜はたんぱく質の供給源としての位置づけであり，肉，魚，卵，大豆等の主材料に由来するたんぱく質がおおよそ6gであることを1SVとしている。1日にとる量は3〜5SVである。なお，主菜として脂質を多く含む料理を選択する場合は，脂質やエネルギーの過剰摂取を避ける意味から，上記の目安よりも少なめに選択する必要がある。

　牛乳・乳製品はカルシウムの供給源としての位置づけである。主材料に由来するカルシウムがおおよそ100mgであることを1SVとしている。牛乳コップ半分が1SVに当たる。1日にとる量は2SVである。

　果物は主材料の重量がおおよそ100gであることを1SVとしている。みかん1個がこの1SVに当たる。1日にとる量は2SVである。

7 食料の自給

わが国の食料自給率は1965年（昭和40年）に重量ベースで80％，カロリーベースで73％であったが，2003年（平成15年）には重量ベースで60％，カロリーベースでは40％に低下している（図5）。各国のカロリーベースにおける食料自給率をみると，韓国では1970年（昭和45年）に80であったのが，2001年（平成13年）には49と低下傾向を示している。一方，英国は2002年（平成14年）には74，スイスは54と高値とはいえないものの，1970年（昭和45年）は各々46であり，ゆるやかであるが上昇傾向を示している。他の先進国はドイツが91，アメリカが119，フランスが130と高水準の自給率を示している（図6）。人間は生き

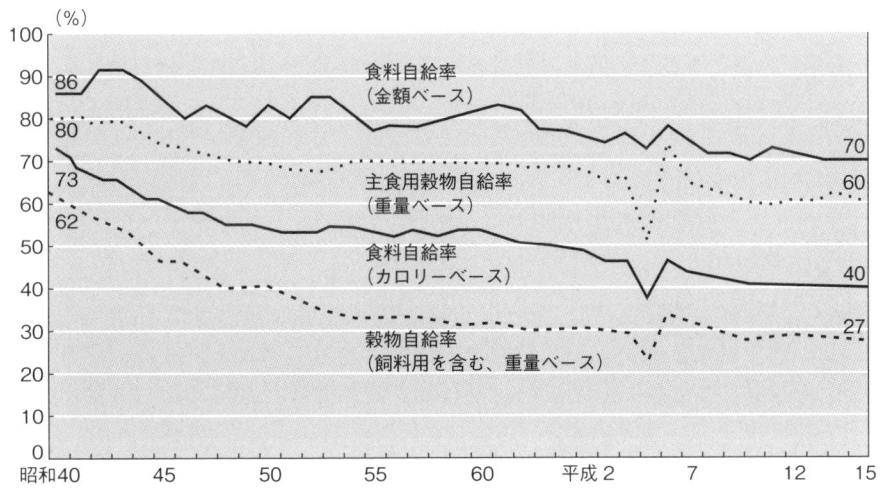

図5 食料自給率の推移
（農林水産省総合食糧局食糧企画課計画班編：平成16年度食糧需給表，農林統計協会，2006）

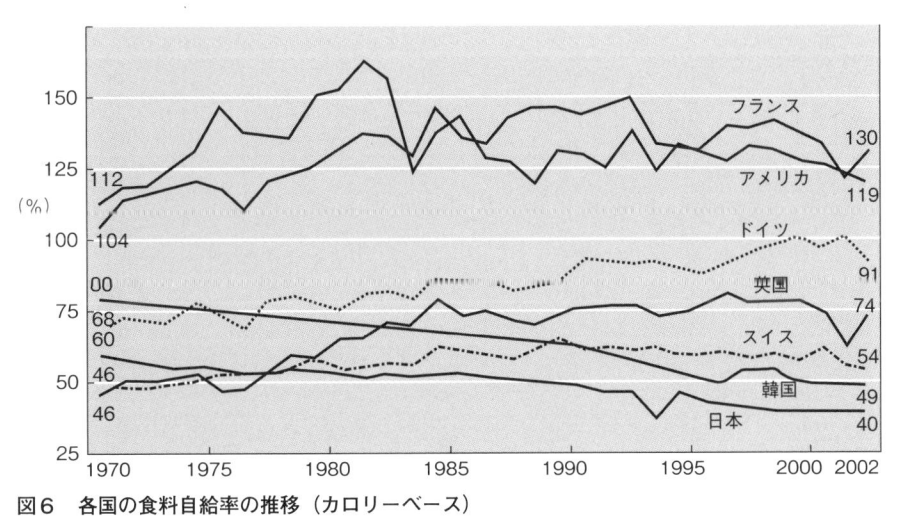

図6 各国の食料自給率の推移（カロリーベース）
資料：日本以外のその他の国についてはFAO "Food Balance Sheets" 等を基に農林水産省で試算。ただし，韓国については，韓国農村経済研究院 "Korean Food Balance Sheet2001" による（1990，1980，1990及び1995～2001年）

ていくために食事を摂取することが不可欠であり，そのためには食料が安定供給される必要がある。世界の食料需給，特に食料の供給は主要生産国の農業政策の変更やその年の作況による変動に伴って価格も乱高下するため，国内での食料供給量を増加して自給率を高めることが必要である。

8 食育

国民が健全な心身を培い，豊かな人間性をはぐくむため，食育に関する施策を総合的かつ計画的に推進すること等を目的とした「食育基本法」が2005年（平成17年）に施行された。食育とは，国民一人ひとりが，生涯を通じた健全な食生活の実現，食文化の継承，健康の確保等が図れるよう，自らの食について考える習慣や食に関する様々な知識と食を選択する判断力を楽しく身に付けるための学習等の取り組みである。また，食育基本法にもとづき，2006年には食育推進計画が策定された。食育の推進に関する基本的な方針は以下の7項目である。

- 国民の心身の健康の増進と豊かな人間形成
- 食に関する感謝の念と理解
- 食育推進運動の展開
- 子どもの食育における保護者，教育関係者等の役割
- 食に関する体験活動と食育推進活動の実践
- 伝統的な食文化，環境と調和した生産等への配意及び農山漁村の活性化と食料自給率の向上への貢献
- 食品の安全性の確保等における食育の役割

第2章

4 運 動

　戦後日本においては結核などの感染症による死亡は激減したが，代わって悪性新生物，心疾患および脳血管疾患による死亡が増えている。とくに心疾患では冠動脈疾患などの虚血性心疾患が多数を占め，血中脂質の異常や高血圧などの他に喫煙，食事および運動不足といった生活習慣そのものが危険因子として挙げられている。したがって，健康の保持・増進のために運動が推奨される。このような運動が備えるべき条件としては，①効果がある，②安全である，③楽しめる，④日常生活に組み込みやすい，といったことが挙げられる。

　健康の保持・増進に効果がある運動の備えるべき条件としては，①運動の種類，②運動の強度，③運動の時間，④運動の頻度を考慮しなければならない。

1 運動の種類

　運動の種類としては，大筋群を用い，連続してリズミカルに行え，エネルギーの供給過程の大半が有酸素性であるいわゆる「有酸素運動」であることが望ましい。具体的にはウォーキング，ジョギング，ランニング，サイクリング，自転車こぎ，エアロビック・ダンス，水泳，スケート，クロスカントリー・スキーなどがあげられる。有酸素運動と無酸素運動の混合と考えられるテニス，サッカー，バスケットボール，バレーボールなど球技系のスポーツも用いることはできるが，運動強度の把握やコントロールは難しい。

2 運動の強度

　運動の強度は酸素摂取予備の40〜85%で行うことが望ましい。この最大酸素予備は次式で計算される。

$$酸素摂取予備（\%）= \frac{運動時酸素摂取量 - 安静時酸素摂取量}{最大酸素摂取量 - 安静時酸素摂取量} \times 100$$

実際に酸素摂取量を測定して運動強度を設定するのは現実的ではない。酸素摂取量の代わりに心拍数を用いることができるので，実際の強度のコントロールには心拍数を用いるのが一般的である。すなわち次式で計算できる。

$$心拍数予備（\%）= \frac{運動時心拍数 - 安静時心拍数}{最大心拍数 - 安静時心拍数} \times 100$$

最大心拍数は220から年齢を引いた値で推定できる。運動時の心拍数を直接計測する機

器を持たない場合は，運動終了直後から15秒間脈拍数を計測し，それに10を加えた値を運動中の心拍数として目安とすることができる。心拍数を用いる場合の注意点として，陸上運動でかつ直立位で運動していることが前提条件となる。多くの運動はこの条件にあてはまるが，とくに水泳ではあてはまらない。ヒトの循環器系は直立位では重力の負荷をもろに受けるので仰臥姿勢のときよりも心臓へ還流する量が減少してしまう。このため，交感神経系が賦活し，心拍数は増加する。これが水泳では多くの場合水平位で運動が遂行されると同時に水圧の影響で心臓へ還流する量が著しく改善される。このため，心拍数は同じ酸素摂取量であっても水泳などの水中運動では陸上運動よりも減少する。したがって，水中運動を心拍数で評価する場合には過小評価する可能性があるので注意が必要である。

3 運動の時間と頻度

運動の時間は1日当たり20分～60分を，運動の頻度は週当たり3～5回を行うことが必要である。

4 実施にあたっての留意点

運動も生体にとってはストレスであり，死亡の危険は実際に運動中では一過性に増加することが知られる。運動プログラムの開始に当たっては事前に危険性についての十分な注意を払う必要がある。だからといって，すべての人が運動負荷試験を受けるというのは現実的ではない。症状がなく，表1にあげる主要冠疾患危険因子を持たない外見上健康な人の場合には，運動負荷試験を受ける必要はないと考えられる。心・肺疾患あるいは代謝性疾患の可能性（表2），主要冠疾患危険因子（表1）の一方あるいは両方の可能性を示唆する症状を持つ人は，運動負荷試験を受けるべきである。また，現在疾患を有している場合には運動負荷試験を受けるだけでなく，プログラム全般において医師の管理下で行われるべきである。

運動プログラムの実施に当たっては，プログラム実施前に十分なウォーミングアップを

表1　主要冠動脈疾患危険因子
（アメリカスポーツ医学会編集，日本体力医学会体力科学編集委員会翻訳：運動処方の指針—運動負荷試験と運動プログラム，南江堂，2001）

1. 診断の決定している高血圧あるいは間隔をおいた少なくとも2回の血圧測定にて，収縮期血圧≧160，あるいは拡張期血圧≧90，あるいは降圧薬服用中
2. 血清コレステロール≧240mg/dℓ（≧6.2mmol/L）
3. 喫煙
4. 糖尿病
5. 親あるいは兄弟姉妹において55歳以前に冠疾患あるいは他のアテローム硬化性疾患の家族歴がある

表2　心・肺あるいは代謝性疾患の主要症状あるいはそれを疑わせる徴候
（アメリカスポーツ医学会編集，日本体力医学会体力科学編集委員会翻訳：運動処方の指針—運動負荷試験と運動プログラム，南江堂，2001）

1. 胸あるいはその周辺に生じ虚血性と思われる疼痛あるいは不快感
2. ふだんとは異なったいきぎれ，あるいは軽い労作で生じるいきぎれ
3. めまいあるいは失神
4. 起座呼吸／発作性夜間呼吸困難
5. 足の浮腫
6. どうきあるいは頻脈
7. 跛行
8. 既知の心雑音

表3 主観的運動強度（小野寺，宮下：全身持久性運動における主権的強度と客観的強度の対応性，体育学研究，1976）

	Borgの英語表示	日本語表示
20		
19	very very hard	非常にきつい
18		
17	very hard	かなりきつい
16		
15	hard	きつい
14		
13	somewhat hard	ややきつい
12		
11	Fairly light	楽である
10		
9	very light	かなり楽である
8		
7	very very light	非常にらくである
6		

行い，終了後に十分なクーリングダウンを行う。途中で体調の不良が自覚される場合には強度を低くするなり，あるいは中止することをためらうべきではない。また，運動を遂行する上で，極端な暑熱や寒冷・高地など環境要因の変化に対して柔軟に強度の設定などを修正していく必要がある。運動時の心拍数をモニターできないような場合には，自覚的な感覚を利用することも有効である。持久性のトレーニングをよく行っている者は，比較的運動に対する主観的なきつさの感覚が心拍数などの生理学的指標とよい相関を持っているとされている。この感覚をスケーリングしたものが主観的運動強度である。代表的なものにボルグ（Borg）のスケールがあり，日本語への翻訳も行われている（表3）。

加齢に伴いヒトの解剖学的および生理学的な諸機能は一般に低下していく（図1）。筋・骨格系のピークは20歳以降に現れるが，全身持久力の指標ともなる最大酸素摂取量は20歳頃にピークを迎える。したがって，20歳すぎから加齢は始まっているのである。最大酸素摂取量に代表される呼吸・循環器系の能力を保持・増進していくことが健康の保持・増進にとっても重要であり，そのためにも運動プログラムへの継続的な参加が必要とされている。

[参考文献]
1）アメリカスポーツ医学会（編集），日本体力医学会体力科学編集委員会（翻訳）：運動処方の指針—運動負荷試験と運動プログラム，南江堂，2001．
2）池上晴夫：運動生理学，朝倉書店，1987．
3）武井義明：健康・スポーツ科学，朝倉書店，2000．
4）オストランド，ラダール：運動生理学，大修館書店，1976．

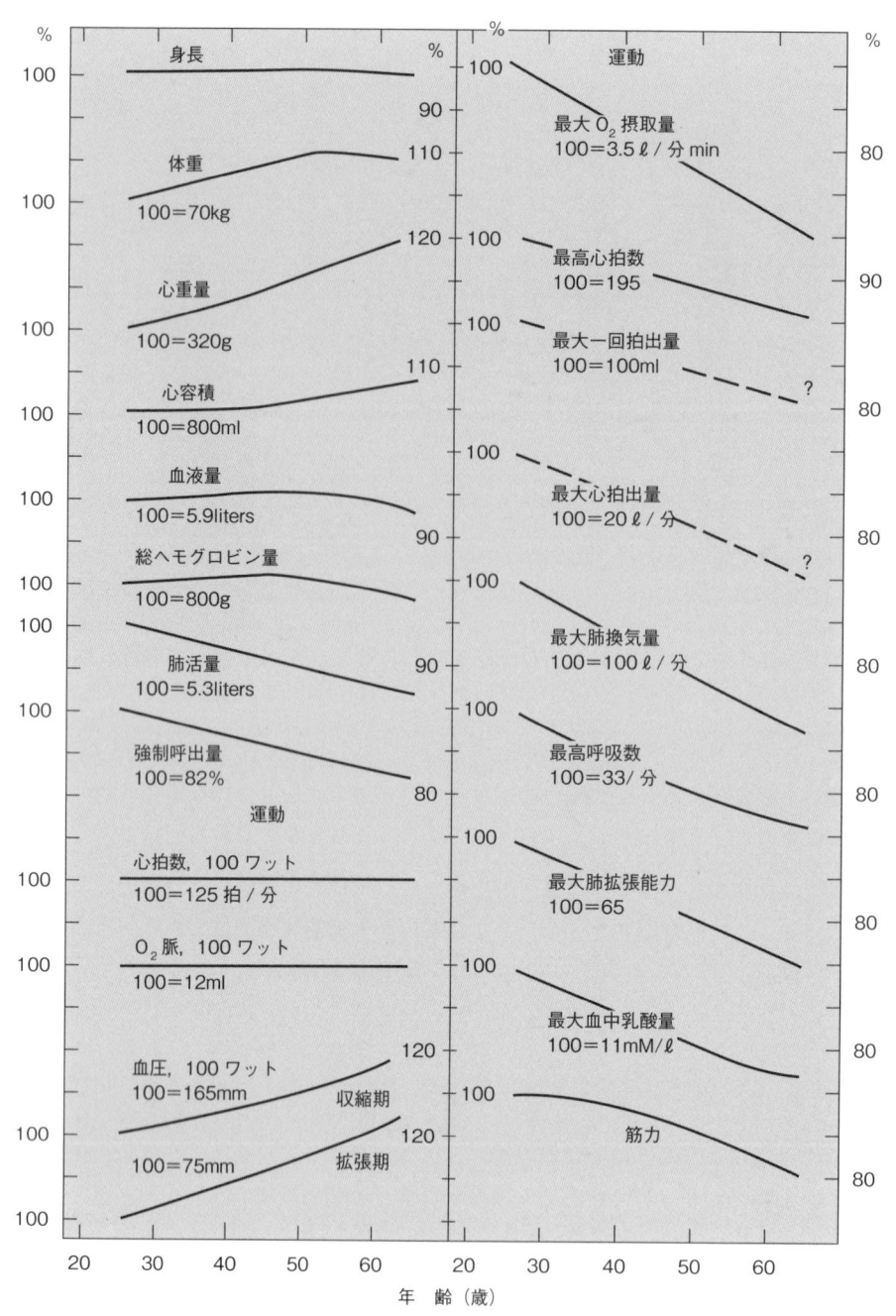

図1　加齢にともなう解剖・生理学的機能の変化
　　（オストランド，ラダール：運動生理学，大修館書店，1976）

第2章

5 喫 煙

1 喫煙の歴史

　1492年の秋，現在のキューバ島に上陸したコロンブス一行は，島の原住民であるインディアンが何か得体の知れない植物の葉を燃やし，その煙を吸ったり，かいだりしているのを目撃した。これが，ヨーロッパ人が喫煙という行為を目の当たりにした瞬間であったろうと言われている。インディアンたちは，たばこの煙を吸うことによって，いろいろな病気を治すことができると信じていた。また，彼らは儀式にもたばこを用いていた。

　ヨーロッパでは，たばこは初めは観賞用植物として，次いで医療面での効用を目的とした薬用植物として珍重された。たとえば，16世紀半ば頃フランスの駐ポルトガル大使であったジャン・ニコは，「新世界」より伝来したたばこに関心を示し，大使館の庭にたばこを植えていたと言われる。また，ニコからたばこを送られたフランス女王カトリーヌは，その乾燥した葉を頭痛薬として用いた。そして，新世界から伝来したこの「不思議な植物」は，歯の痛み，火傷，がんなどあらゆる病気に効く万能薬として医学書にさえも記されるようになった。

　しかし，「万能薬たばこ」に対して人々が疑いを持つようになるまで，そう長くはかからなかった。例えば1604年，時のイギリス国王ジェームス1世は「たばこ排撃論」を公表して，国民にたばこをやめるように命じた。そして，19世紀の初めにたばこ植物から，きわめて毒性の強い無色透明の液体「ニコチン」（その名はジャン・ニコに由来する）が抽出されるに及んで，万能薬としてのたばこの歴史は完全に幕を閉じ，それ以降はもっぱら楽しみのために用いられることになったのである。

　さて，喫煙が有害であることは，経験的には比較的古くから知られていた。わが国でも貝原益軒が「養生訓」（1713年）の中で，「たばこは性毒あり。煙を含みて，めまひ倒るることあり。習へば，大なる害なく，小は益ありといへども，損多し，病をなす事あり。又火災のうれひあり。習へばくせになり，むさぼりて，後には止めがたし。事多くなり，いたつがはしく家僕を労す。初めよりふくまざるにしかず。貧民は費多し。」と述べている。

　しかし，こうした経験的なものを別にすれば，喫煙と健康に関する本格的な研究が進んだのは，1950年以降のことである。そして，1960年代になるとWHO，アメリカ，イギリスなどから次々と報告書が出され，喫煙が健康にとって有害であることは，今や医学的には明白なことであるとされている。

2 たばこ煙中の有害物質による健康影響

たばこの煙の中には4,000種類以上の化学物質が含まれ，そのうちの約400種類が人体に対して有害であることが確認されている。そして，タール，ニコチン，一酸化炭素は「三大有害物質」である（図1）。

❶タール

タールは，ベンゾ(a)ピレンを始めとする多種類の発がん性物質，発がん促進物質を含み，長期間にわたって喫煙を続けると肺がんや喉頭がんなど，各種のがんにかかりやすくなる（図2）。

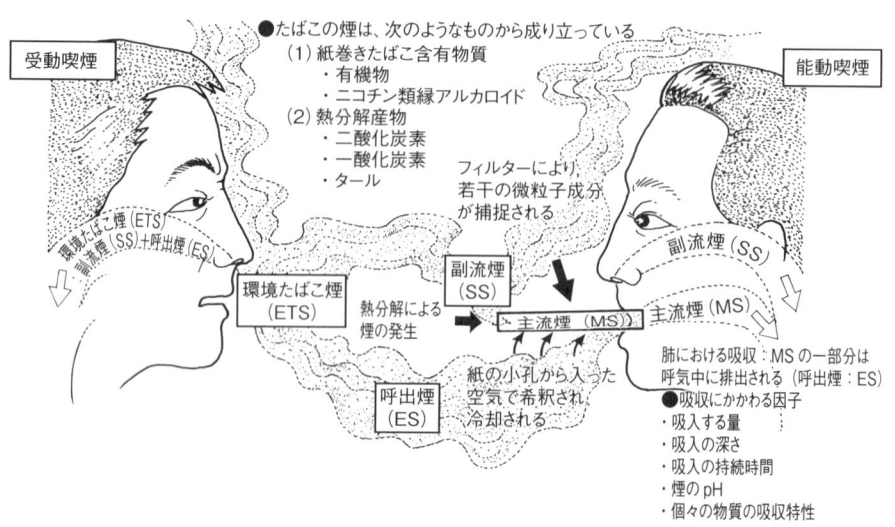

図1 たばこ煙中の化学物質
(淺野牧茂：受動喫煙の害 Smoking Control—その現状と今後の目標，トーレラザール・マッキャン・ヘルスケア・ワールドワイド，2001)

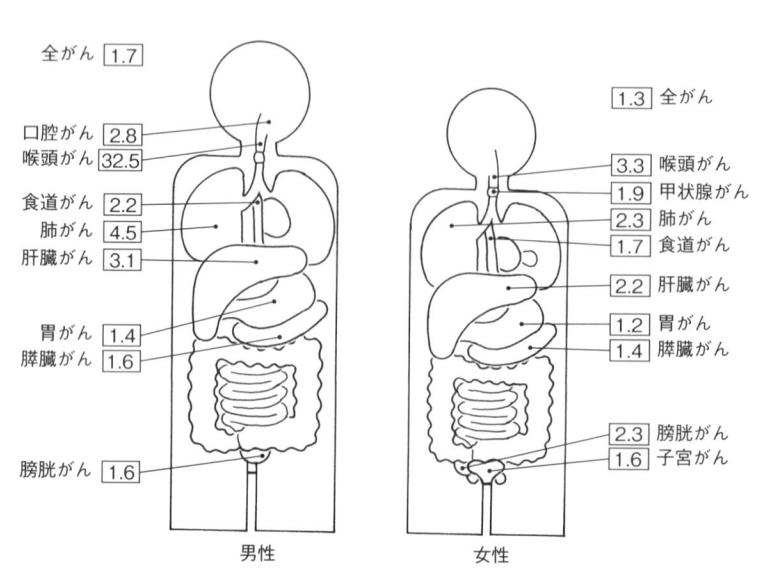

図2 非喫煙者と比較した喫煙者のがんによる死亡率比
(平山 雄：喫煙と死亡率，病態生理，1988)

❷ニコチン

　ニコチンは，自律神経を刺激してアドレナリンやノルアドレナリンの分泌を促し，心拍数や血圧を上昇させて心臓の負担を増大したり，末梢血管を収縮させて血流量を低下させる。ニコチンはまた依存性を生じる薬物であり，一度習慣性がつくと禁煙するのは容易ではなく，禁煙を試みた人の約8割は1年以内に喫煙を再開している（図3）。

❸一酸化炭素

　一酸化炭素は，ヘモグロビンとの結合力が酸素に比べて200倍以上も強く、血液が酸素を運ぶ働きを妨害する。脳は特に酸素不足の影響を受けやすく，喫煙時の知的作業能力は低下する。酸素不足によってまた全身持久力も低下する。一酸化炭素は血管壁を傷つけてコレステロールの血管壁への透過性を高める性質があるために，動脈硬化を促進する。そして長期間にわたる喫煙によって，前述のニコチンの作用による血液の凝固性の上昇とも相俟って，虚血性心臓病のリスクが高まる。

　喫煙による害は，本人のみにとどまらず，周囲の人の健康にも悪影響を及ぼす。なぜならたばこの先の点火部分から立ち上る副流煙中に含まれる有害成分は，喫煙者が吸い込む主流煙よりも発生量が多いからである（図4）。そのため，たとえば，たばこを吸わない妻が肺がんになるリスクは，夫が非喫煙者の場合に比べて，喫煙する夫を持つ場合の方が高く，しかも夫の喫煙量が増えるほどそのリスクは高くなる（図5）。

図3　薬物依存症の再発
（JKYB研究会編：ライフスキルを育む喫煙防止教育，東山書房，2005）

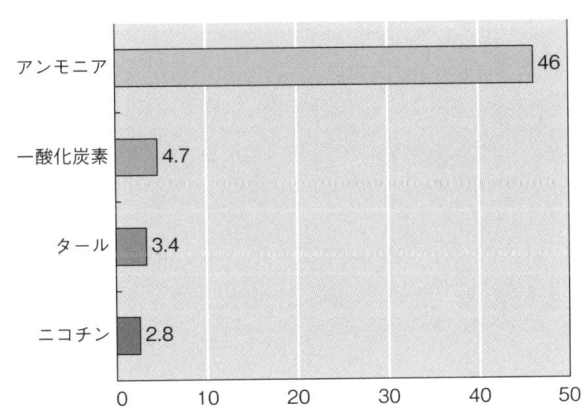

図4　主流煙と副流煙に含まれる成分比較（副流煙／主流煙）
（厚生省編：喫煙と健康，保健同人社，1987より作図）

- アンモニア　46
- 一酸化炭素　4.7
- タール　3.4
- ニコチン　2.8

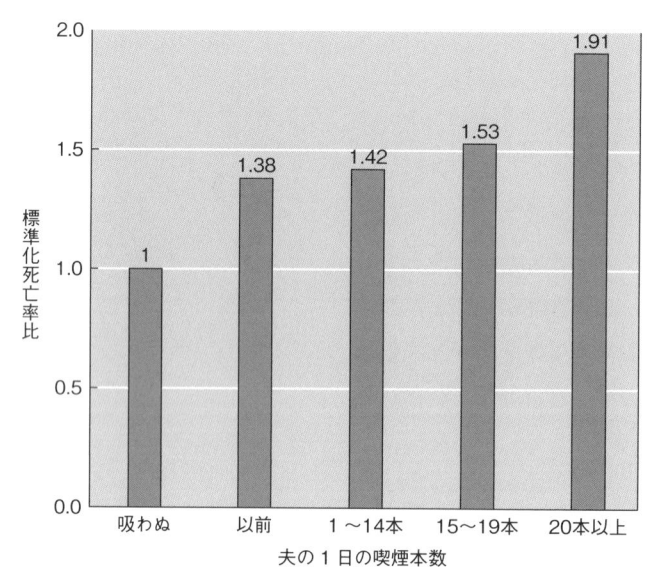

図5 わが国における夫の喫煙量別にみた非喫煙の妻の肺がん死亡の相対危険度
(Hirayama T. Passive smoking and lung cancer. Lancet, 1983)

第2章

6 飲 酒

酒の主成分であるエチルアルコールは,その使用のしかたによっては精神的・身体的依存を生じる危険性がある薬物である。

1 アルコールの代謝

体内にはいったアルコールの約20％が胃で,約80％が小腸で吸収され,血液に溶け込む。アルコールの大部分は,肝臓でアルコール脱水素酵素（ADH）などによってアセトアルデヒドに分解される。アセトアルデヒドはさらに,アセトアルデヒド脱水素酵素（ALDH）によって酢酸に分解され,最終的には諸臓器で水と二酸化炭素に分解され,体外に排出される（図1）。酒を飲んで悪酔いするのは,アセトアルデヒドの毒性のためであるが,日本人の約半数はALDHの一部が欠けているため,もともと酒に弱い人が多い。

アルコール
↓ ← アルコール脱水素酵素（ADH）
　　ミクロソームエタノール酸化系
　　カタラーゼ
アセトアルデヒド
↓ ← 2型アルデヒド脱水素酵素（ALDH2）
　　1型アルデヒド脱水素酵素（ALDH1）
酢酸
↓ → 熱エネルギー
↓
二酸化炭素・水

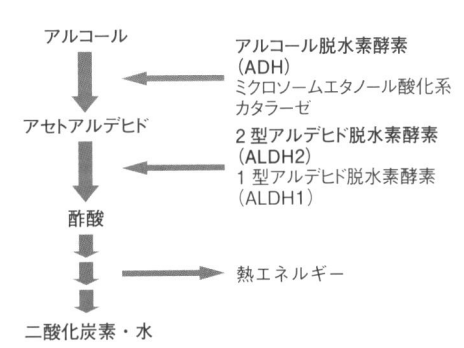

図1　アルコールの初期代謝段階
（文部科学省：喫煙,飲酒,薬物乱用防止に関する指導参考資料　高等学校編,日本学校保健会,2004）

2 飲酒による体への影響

酔っ払った人の言動をみると,アルコールには興奮作用があると思いがちだが,実際には脳の働きを抑制する働きがある。すなわち,血中アルコール濃度が低い場合は,理性をつかさどっている大脳新皮質の働きが抑制されるために,それまでコントロールされていた本能や情動が解放され,陽気になったり,大声で話したり,行動も大胆となる（見かけの興奮作用）。血中のアルコール濃度が高くなるにつれて,抑制される脳の部位は次第に広がっていき,アルコールの抑制作用が小脳にまで進むと,運動失調が起こって,転んだりして怪我をしやすくなる。さらに進んで脳幹や延髄にまで影響が及ぶと,意識障害を起こしたり,場合によっては生命を失うことさえある（図2）。

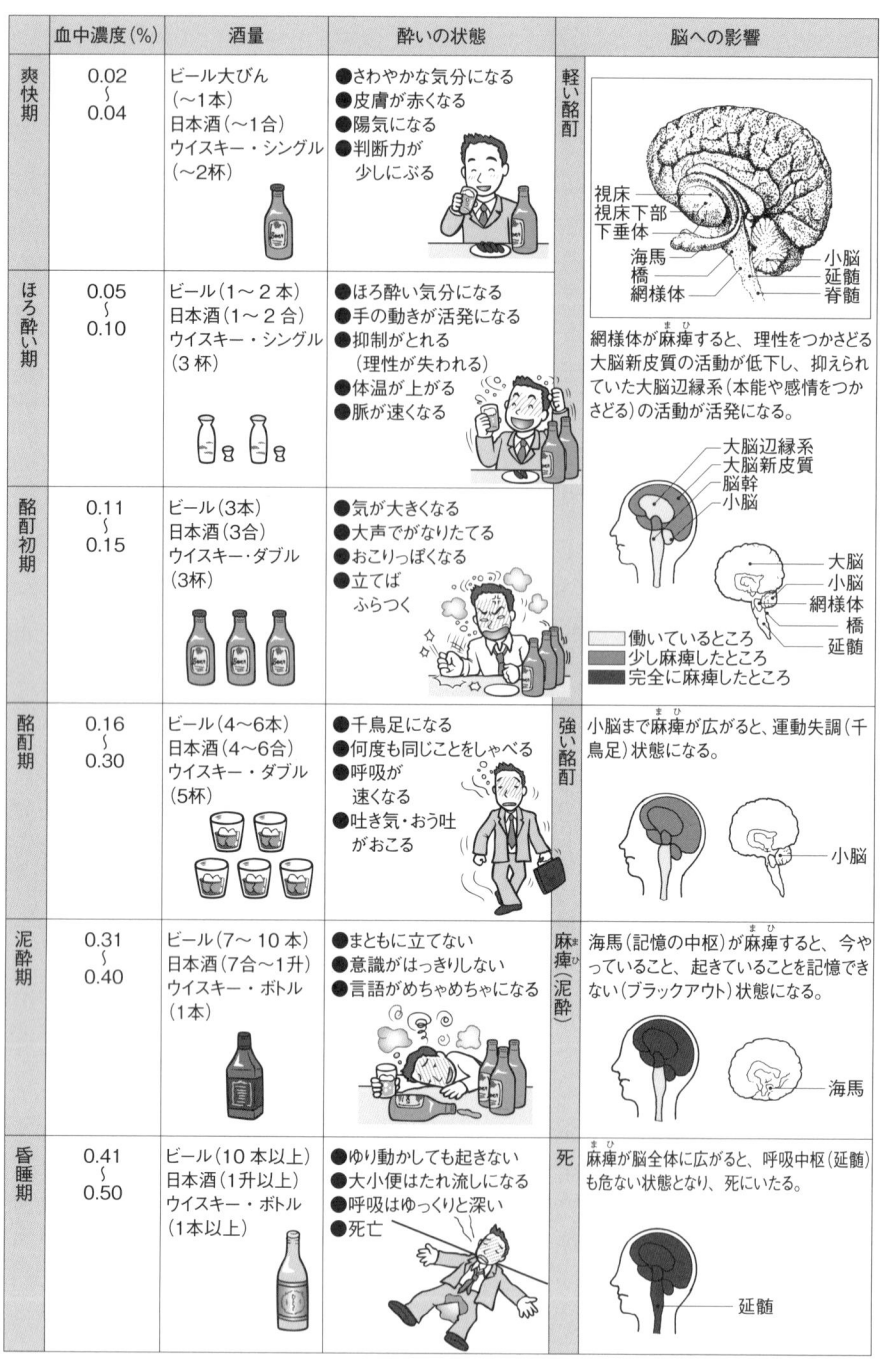

	血中濃度(%)	酒量	酔いの状態		脳への影響
爽快期	0.02〜0.04	ビール大びん(〜1本) 日本酒(〜1合) ウイスキー・シングル(〜2杯)	●さわやかな気分になる ●皮膚が赤くなる ●陽気になる ●判断力が少しにぶる	軽い酩酊	（視床・視床下部・下垂体・海馬・橋・網様体・小脳・延髄・脊髄）
ほろ酔い期	0.05〜0.10	ビール(1〜2本) 日本酒(1〜2合) ウイスキー・シングル(3杯)	●ほろ酔い気分になる ●手の動きが活発になる ●抑制がとれる（理性が失われる） ●体温が上がる ●脈が速くなる		網様体が麻痺すると，理性をつかさどる大脳新皮質の活動が低下し，抑えられていた大脳辺縁系(本能や感情をつかさどる)の活動が活発になる。 （大脳辺縁系・大脳新皮質・脳幹・小脳／大脳・小脳・網様体・橋・延髄） □働いているところ ■少し麻痺したところ ■完全に麻痺したところ
酩酊初期	0.11〜0.15	ビール(3本) 日本酒(3合) ウイスキー・ダブル(3杯)	●気が大きくなる ●大声でがなりたてる ●おこりっぽくなる ●立てばふらつく		
酩酊期	0.16〜0.30	ビール(4〜6本) 日本酒(4〜6合) ウイスキー・ダブル(5杯)	●千鳥足になる ●何度も同じことをしゃべる ●呼吸が速くなる ●吐き気・おう吐がおこる	強い酩酊	小脳まで麻痺が広がると，運動失調(千鳥足)状態になる。 （小脳）
泥酔期	0.31〜0.40	ビール(7〜10本) 日本酒(7合〜1升) ウイスキー・ボトル(1本)	●まともに立てない ●意識がはっきりしない ●言語がめちゃめちゃになる	麻痺(泥酔)	海馬(記憶の中枢)が麻痺すると，今やっていること，起きていることを記憶できない(ブラックアウト)状態になる。 （海馬）
昏睡期	0.41〜0.50	ビール(10本以上) 日本酒(1升以上) ウイスキー・ボトル(1本以上)	●ゆり動かしても起きない ●大小便はたれ流しになる ●呼吸はゆっくりと深い ●死亡	死	麻痺が脳全体に広がると，呼吸中枢(延髄)も危ない状態となり，死にいたる。 （延髄）

社団法人 アルコール健康医学協会

図2 飲酒の体への影響
（文部科学省：喫煙，飲酒，薬物乱用防止に関する指導参考資料 中学校編，日本学校保健会，2004）

3 大量飲酒が引き起こす病気

長期にわたって大量飲酒を続けると，脂肪肝，アルコール性肝炎，肝硬変などの肝臓障害の他にも，口腔・咽頭がん，食道がん，慢性膵炎，心筋症など，全身の器官で健康障害を引き起こす（図3）。またアルコール依存症を引き起こす場合もあり，酒を飲まないとリラックスできなかったり（精神的依存），酒を止めると発汗，動悸，不眠などの不快な離脱症状（身体的依存）が現われ，さらに進むと脳の萎縮などによる人格の変化が生じる。

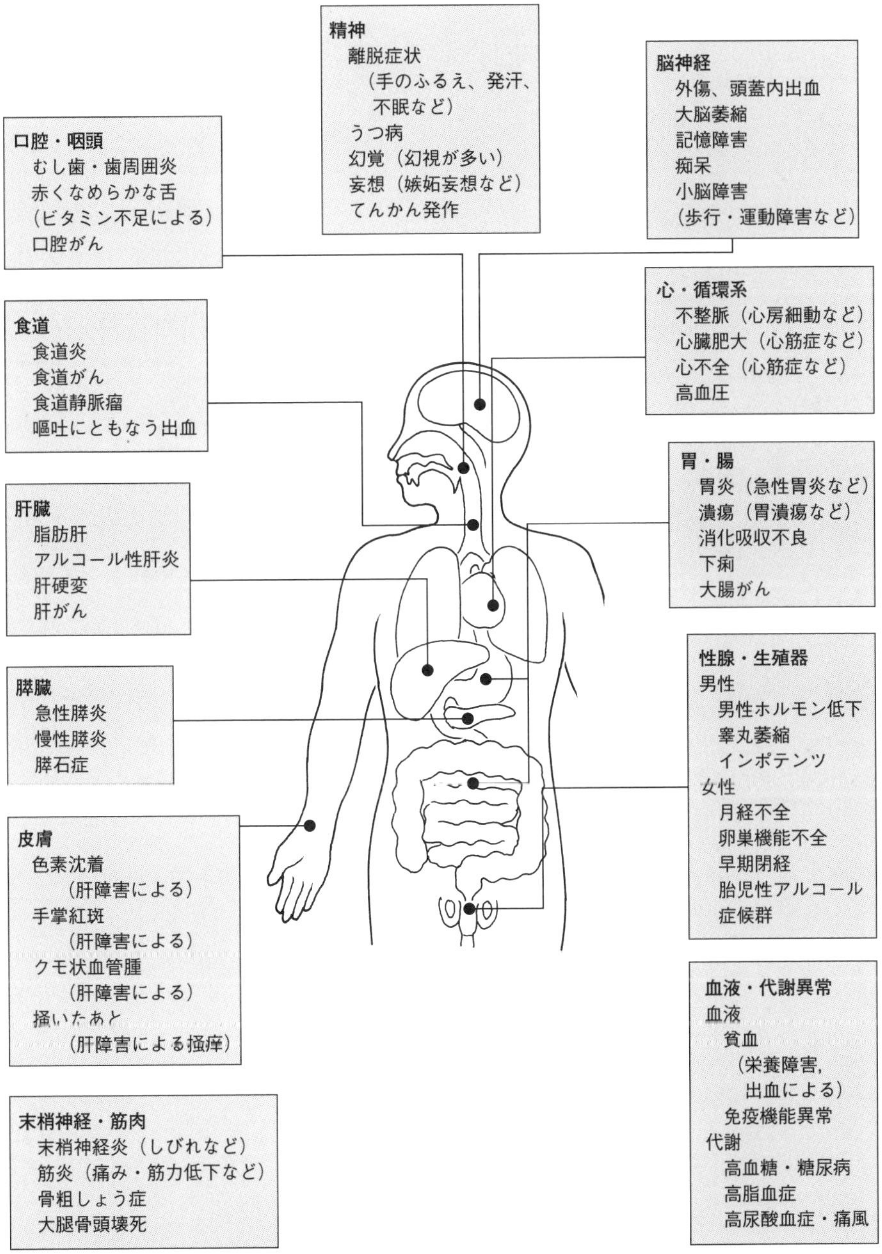

精神
  離脱症状
    （手のふるえ、発汗、
    不眠など）
  うつ病
  幻覚（幻視が多い）
  妄想（嫉妬妄想など）
  てんかん発作

脳神経
  外傷、頭蓋内出血
  大脳萎縮
  記憶障害
  痴呆
  小脳障害
    （歩行・運動障害など）

口腔・咽頭
  むし歯・歯周囲炎
  赤くなめらかな舌
    （ビタミン不足による）
  口腔がん

心・循環系
  不整脈（心房細動など）
  心臓肥大（心筋症など）
  心不全（心筋症など）
  高血圧

食道
  食道炎
  食道がん
  食道静脈瘤
  嘔吐にともなう出血

胃・腸
  胃炎（急性胃炎など）
  潰瘍（胃潰瘍など）
  消化吸収不良
  下痢
  大腸がん

肝臓
  脂肪肝
  アルコール性肝炎
  肝硬変
  肝がん

膵臓
  急性膵炎
  慢性膵炎
  膵石症

性腺・生殖器
  男性
    男性ホルモン低下
    睾丸萎縮
    インポテンツ
  女性
    月経不全
    卵巣機能不全
    早期閉経
    胎児性アルコール
    症候群

皮膚
  色素沈着
    （肝障害による）
  手掌紅斑
    （肝障害による）
  クモ状血管腫
    （肝障害による）
  掻いたあと
    （肝障害による掻痒）

血液・代謝異常
  血液
    貧血
      （栄養障害，
      出血による）
    免疫機能異常
  代謝
    高血糖・糖尿病
    高脂血症
    高尿酸血症・痛風

末梢神経・筋肉
  末梢神経炎（しびれなど）
  筋炎（痛み・筋力低下など）
  骨粗しょう症
  大腿骨頭壊死

図3　大量飲酒によって引き起こされる病気
　　（文部科学省：喫煙，飲酒，薬物乱用防止に関する指導参考資料　高等学校編，日本学校保健会，2004）

4 「一気飲み」の危険

青少年の飲酒の問題としては，早期からの飲酒はアルコール依存に陥りやすいことの他に，「一気飲み」による急性アルコール中毒があげられる。多量のアルコールを急激に飲むと，本人が自覚しないうちに急激に血中アルコール濃度が上昇し，昏睡状態に陥り，時には生命を失うこともあり，きわめて危険であるが，こうした事故はあとを断たない（図4）。

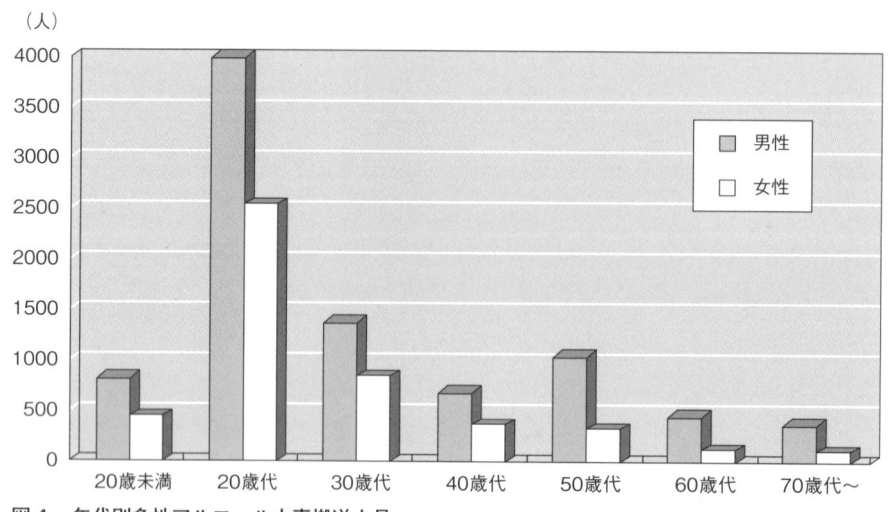

図4　年代別急性アルコール中毒搬送人員
（文部科学省：喫煙，飲酒，薬物乱用防止に関する指導参考資料　高等学校編，日本学校保健会，2004）

5 飲酒が関係するその他の害

このほか，妊娠中の飲酒は，胎児性アルコール症候群（FAS）を引き起こす可能性がある。FASの赤ちゃんには，発育・発達の遅延，知能障害，顔つきの異常などの障害が認められる。また，授乳期間中の飲酒も，母乳を通じてアルコールの影響が及ぶ危険性がある。

適正量を超える飲酒は，以上の健康障害の他にも，家庭・社会生活の破綻，交通事故，暴力などの社会問題を引き起こす恐れがある。

第2章

7 薬物乱用

薬物乱用とは，医薬品を医療目的から逸脱して使用すること，あるいは，医療目的のない薬物を不正に使用することをいい，シンナー等の有機溶剤の乱用もこの概念に含めている。

1 わが国の薬物乱用の現状

平成4年以降増加し始めたわが国の覚せい剤の乱用は，現在低下傾向にあると見られるが，主要な薬物の検挙人数をみればまだまだ予断を許さない状態であり（図1），薬物についても合成麻薬といわれるMDMAなどの新しい薬物の押収量が現在も増加している（図2）。また，違法ドラッグも横行している状況がある。

このため，わが国は現在，「薬物乱用防止新5カ年戦略」を策定し，警察庁，厚生労働省，総務省など薬物を取り締まる各省や文部科学省など青少年の教育機関などが連携して，徹底的な取り締まりや教育が行われている。その中で平成6年前後からの覚せい剤乱用の増加傾向を「第三次覚せい剤乱用期」と称し，この状況は未だ解決していないとしている。

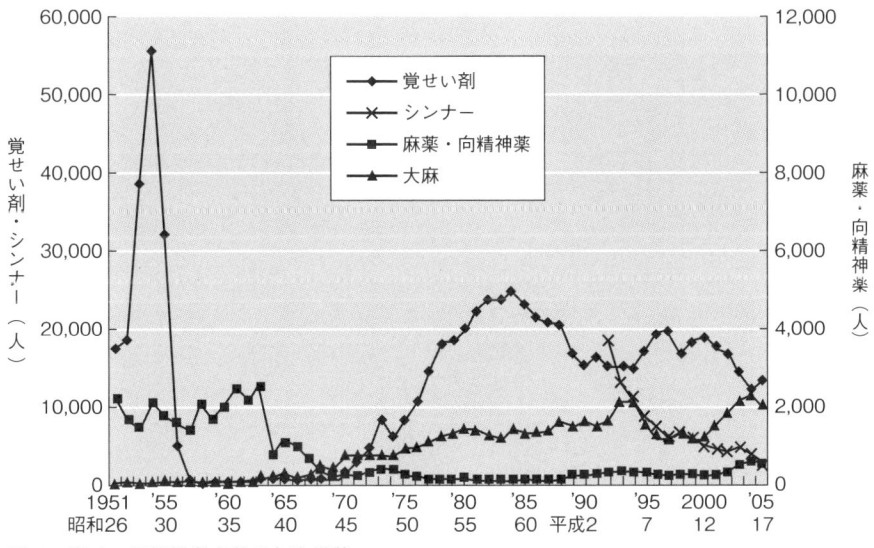

図1 覚せい剤等検挙者数の年次推移
（薬物乱用対策推進本部：薬物乱用防止新五カ年戦略フォローアップ，2006）

図2　薬物別押収量の年次推移
（薬物乱用対策推進本部：薬物乱用防止新五カ年戦略フォローアップ，2006）

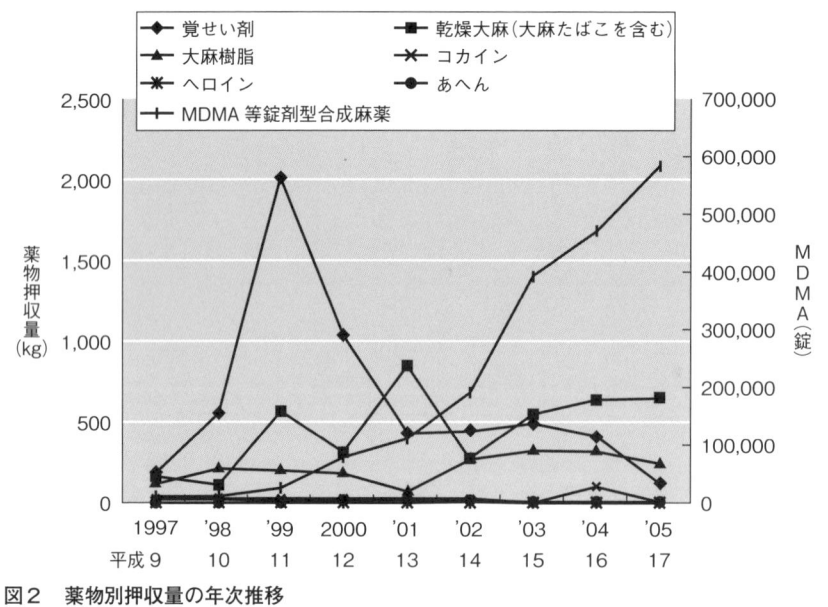

2 薬物乱用の世界動向

薬物乱用はわが国より，世界中で広まっている。世界中では約2億人（人口の5％）が薬物乱用をしているとの報告がある（図3）。

乱用される薬物の約80％は大麻である。覚せい剤類も増加してきている。

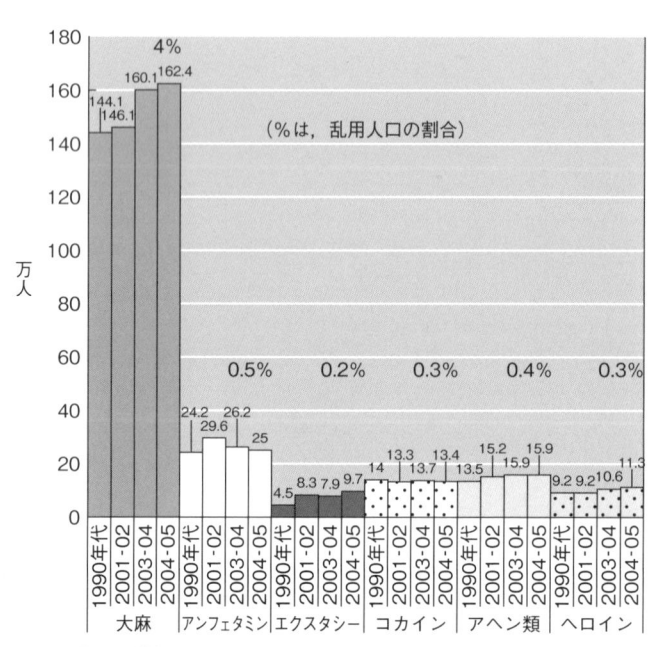

図3　世界の薬物乱用人口の推計
（UN：World Drug Report 2006, 2006）

米国やオーストラリアの15〜16歳の青少年の40〜50％近くが，一度でも大麻を乱用した経験があるとの報告がある。

3 薬物の有害性・危険性

❶乱用薬物の種類と特徴

乱用される薬物には，中枢神経系に作用する，依存性（知られていないものもある）があるなどの特徴がある。

表1 薬物の種類と特徴

乱用薬物		中枢神経作用	精神依存（強さ）	耐性（強さ）	身体依存（強さ）	乱用時の症状	主な退薬症状	取締法
麻薬	アヘン・モルヒネ等	抑制	++++	+++	++++	縮瞳，便秘，呼吸抑制 鎮痛，傾眠，陶酔感	流涙，鼻汁，瞳孔散大，嘔吐 腹痛，下痢，苦悶，失神	麻薬及び向精神薬取締法（アヘンはアヘン法）
	コカイン	興奮	++++	なし	なし	散瞳，発汗，陶酔感 けいれん，幻覚，妄想	反跳現象としての傾眠 脱力，抑うつ，焦燥	
	MDMA	興奮	+++	+	なし	散瞳，活力増進 陶酔感，幻覚，妄想	反跳現象としての傾眠 脱力，抑うつ，焦燥	
	LSD	興奮	+	++	なし	感覚変容，幻覚	なし	
向精神薬	バルビツール類	抑制		++	+++	鎮静，睡眠，麻酔 運動失調，陶酔感	不眠，抑うつ，振戦 けいれん，せん妄，発熱	
	ベンゾジアゼピン類	抑制	++	+	++	鎮静，傾眠，多幸感	不安，不眠，抑うつ，振戦 けいれん	
覚せい剤	アンフェタミン類	興奮	+++	+	なし	散瞳，活力増進 陶酔感，幻覚，妄想	反跳現象としての傾眠 脱力，抑うつ，焦燥	覚せい剤取締法
大麻	カンナビノール	抑制	++	++	なし	幻想，見当識障害 陶酔感，幻覚妄想	不安，不眠，抑うつ ときどき振戦	大麻取締法
シンナー類（有機溶剤）	トルエン等	抑制	++	なし	なし	精神発揚，運動失調 幻想，多幸感	不安，不眠，抑うつ ときどき振戦	毒物及び劇物取締法
酒類	アルコール	抑制	+++	++	+++	精神発揚，抑制 運動失調，陶酔感	不眠，抑うつ，振戦，けいれん せん妄，発熱	未成年者飲酒禁止法
たばこ	ニコチン	興奮	++	+++	+	覚せい，鎮静 食欲減退，満足感	焦燥，不安，不眠，集中困難 食欲亢進	未成年者喫煙禁止法

（中原雄二：薬物乱用の科学，研成社，1999）

中枢神経を興奮させて気分を爽快にしたり，逆に中枢神経を抑制して不安感を取り除いたり，気持ちを落ち着かせたりする作用を有するものである。

現在，乱用されている薬物は，麻薬，向精神薬，興奮剤（覚せい剤），幻覚剤，有機溶剤などであり，その薬理作用を表1に示す。

これらの薬物は，いずれも依存性を有している。依存性には，精神的依存と身体的依存とがあり，薬物がもたらす快感や解放感を求めて繰り返し使用するようになる。

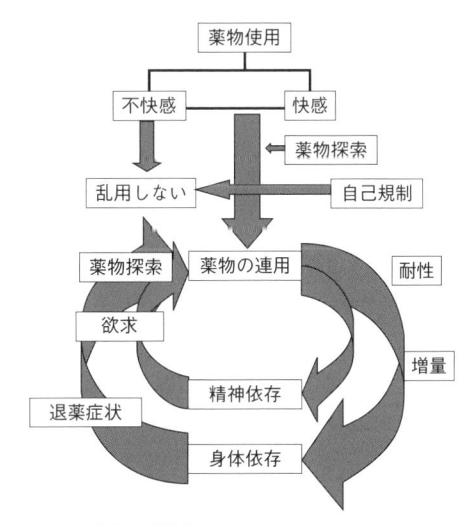

図4 依存の悪循環

薬物による依存の状態は，図4のような状況を繰り返すことによって起こるとされている。

薬物の依存については，田所（1980）が提唱したものを，小沼（1989）が，分かりやすく解説しているので，以下に引用する。

「依存の第一段階は，精神的依存から始まります。依存は悪循環で，連用するにつれて薬物に対する欲求は激しくなり，脅迫的な使用へと拍車が掛けられていきます。薬物の種類や条件によっては，精神的依存のサイクルに留まりますが，さらに身体的依存の悪循環に入ることがあります。この場合，連用中の薬物を中断すると，連用している薬物に特有な禁断症状と呼ばれる身体的な異常症状が発現します。この禁断症状は連用していた薬物，あるいはそれと同族の薬物を使用するとピタリとおさまるので，薬物依存者は禁断症状もたらす苦痛を回避しようとして，更に薬物の使用を続けるため，自力で薬物の使用を断ち切り，薬物依存から脱却することはなかなか困難となります。」（小沼杏平：薬物依存の臨床，覚せい剤，Vol 4, 7, 1986）

このようにして，薬物依存が生じる。

また，薬物を反復使用していると，その効果が徐々に減弱し，初期の効果を期待するためには，量を増やす必要があり，徐々に使用量が多くなる現象が見られる。これを耐性という。

乱用される薬物のすべてが，精神的依存を有するが，身体的依存や耐性を起こすわけではない。

❷薬物乱用の身体的・精神的影響

薬物乱用の問題点を，小沼は次のように分類している。

```
a  急性中毒
b  薬物探索行動　（精神依存のため）
c  禁断症状　　　（身体依存のため）
d  慢性中毒による身体への影響
e  慢性中毒による精神への影響
```

ア．急性中毒

薬物の乱用による急性的な作用は，薬物によって異なるが，いずれも中枢神経を抑制したり興奮させたりする作用によるものである。

中枢神経を抑制する薬物，例えばシンナーの主成分であるトルエンは，吸引などにより身体に入るとすみやかに脳に運ばれ，大脳新皮質と小脳を麻痺させ，酩酊状態を起こす。これは，アルコールによる酔いの状態とよく似ている。

このとき，幸せな気分になったり，調子よく怖いものがなくなったように感じたり，ふらふら動きだしたくなったりするなど発揚多幸的，易刺激的な酔いをもたらす。一方，唾液，鼻汁の分泌促進，咽頭痛，胸痛，耳鳴り，頭痛，しびれ感，脱力感，嗜眠，食欲不

振，嘔吐など不快感を伴う。

　さらに続けると，呼吸や心臓の中枢である延髄を麻痺させ，死に至らしめることがある。

　中枢神経を興奮させる薬物，例えば覚せい剤は，その使用により気分の高まりを覚え，元気がでるとともに陽気で多弁になる。また，疲労を感じなくなったり空腹感がなくなったり，よく仕事をしたりするようになる。しかし，覚せい剤の効果がなくなると疲労，倦怠感，脱力感が残り，ぼんやりした状態や昏睡状態におちいったりする。

イ．薬物探索行動

　薬物依存の状態になると，薬物を断ち切ることが困難になる。それは，薬物の作用を求めるとともに，薬物が切れたときの精神的，身体的苦痛から逃れるため，何としても薬物を手に入れようとするからである。これを薬物探索行動という。

　これは，暴力や強盗をはたらいたりする原因となる。

ウ．禁断症状

　禁断症状は，身体依存が形成されている状況のなかで，薬物の連用を中断した場合に起こるさまざまな身体症状である。

　禁断症状は，次のような機序で起こるとされている。

　薬物は，身体にとって異物であり，これらが身体に入って中枢神経系に対し作用すると，生体はこれに対して正常な状態に戻そうとするはたらきが起こる。薬物を常に使用していると，生体には薬物の作用とは逆の作用がいつも起こっており，生体のバランスを保とうとしている。薬物を中断すると，この逆の作用が身体的な苦しみとなってでるとされている。したがって，禁断症状は薬物の作用とは逆の症状が現れる。

　モルヒネやヘロインの禁断症状は，摂取の中断後数時間して不安，生あくび，冷や汗などが始まり，食欲不振，腹痛，筋硬直，さらには，嘔吐，下痢，けいれん，脱水症状などが現れ，これが24〜48時間後に最高となり，数日間続く。依存者は，この苦しみから逃れるため薬物を続ける。

　さらに，ヘロインの場合には，依存状態の母親から生まれた子供に，かなりの高率でヘロインの禁断症状と同じ症状がみられたとの報告がある。

エ．慢性中毒による身体への影響

　薬物を長期にわたって連用すると，身体の各臓器に様々な影響が現れる。

　シンナーの場合には，ベンゼンにより再生不良性貧血，メチルアルコールにより視神経障害，トルエンなどにより肝障害などが起こるとされている。また，脳波に異常が起こる例も報告されている。

オ．慢性中毒による精神への影響

　脳に作用する薬物は，様々な精神への不可逆的な障害を起こす。

　覚せい剤では，幻覚（幻聴，幻視），妄想がおこり，「誰かが自分の悪口を言っている」「自分は狙われており，殺される」などの妄信から，発作的に殺人や強盗，放火などを起こすことがある。

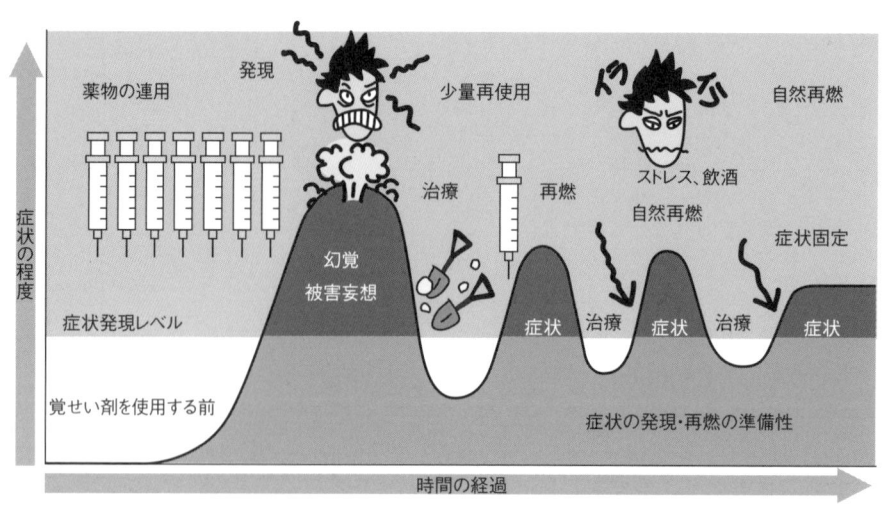

図5 フラッシュバック
(財麻薬・覚せい剤乱用防止センター：薬物の乱用・依存問題の理解のために，1998)

このような症状は，薬物の使用を止めて治癒したとされた場合でも，再度少量の使用で現れたり，酒を飲んだり，さらには何らかのストレスによっても，薬物の使用時と同じような症状が突然現れることがある（図5）。

これを一般的にフラッシュバックと呼んでいる。覚せい剤やシンナーなどでみられ，大麻でも起こるとの報告もある。

❸薬物乱用の社会的影響

薬物依存者は，個人の社会生活や家族などの関係者，さらには社会的にも様々な影響を与える。

厚生省（現厚生労働省）の研究班は，覚せい剤の社会的な影響を表2のようにまとめている。

表2 覚せい剤による社会的影響

A．犯罪	①覚せい剤を入手するための恐喝事件や窃盗事件 ②自己使用分をうかすための密売や新しい乱用者の勧誘 ③覚せい剤精神疾患に関連した粗暴犯，凶悪な犯罪
B．家族問題	①暴力，別居，離婚などの重大な家庭問題 ②子供の学校問題や問題行動の誘発
C．職業問題および経済問題	①怠業，失業などの職業生活の破綻 ②金銭問題の頻発と経済生活の破綻
D．社会的地位の低下	①喧嘩など対人的不適応行動の頻発 ②覚せい剤の注射仲間の形成
E．その他	①組織暴力団へ資金を提供し，社会の健全を阻害

4 代表的な乱用薬物とその作用

❶シンナー

毒物及び劇物取締法によれば，シンナーとは，「トルエン及び酢酸エチル，トルエン又はメタノールを含有する製品（シンナー，接着剤，塗料，閉そく用充てん剤，シーリング

用充てん剤)」を指す。

　シンナーは，トルエンなどの成分を気化させて吸入することにより体内に入る。シンナーは速やかに脳に移行し，まず興奮期が現れ，続いて歩行失調や言葉の不明瞭化などが起こる。これらは，酒に酔ったのと同じ様な状態である。これに伴い，情緒変化を起こし発揚多幸を味わったり，刺激的な酩酊状態になるといわれる。また，知覚異常や幻覚などが起こるといわれる。しかし初期には，気分が悪くなり，嘔吐や頭痛などが起こることが多いといわれている。

　シンナーによる発揚刺激的な作用により，放火，強姦，傷害，殺人，自殺などを起こすことも少なくない。また，酩酊状態による自動車運転により交通違反や交通事故を起こしたり，密閉した場所での吸引により引火爆発，火災を起こしたりした例もある。

　長期常用者は，身体の具合の異常を訴えたり，怠学，怠業，無気力，無関心など社会生活への不適応症状を示す。

❷覚せい剤

　覚せい剤とは，フェニールアミノプロパン（一般名：アンフェタミン）およびフェニールメチルアミノプロパン（一般名：メタンフェタミン）とそれらの塩類のことをいう。

　覚せい剤は，静脈注射により体内に入る。経口でも粘膜からも吸収される。

　乱用により気分の高まりを覚え，機嫌がよくなり，自信にあふれ陽気になる。疲労や倦怠感はなくなり，単純な作業能率は向上する。しかし，複雑な学習や慎重な判断を要する作業能率は低下する。また，散瞳，頻脈，血圧上昇などの交感神経の刺激作用を示す。

　覚せい剤は2時間程度で作用がなくなり，その後は疲労，脱力感が残り，ぼんやりした状態となる。

　大量摂取や連用により不安，過敏，焦燥などの状態となり，攻撃性がでたり，せん妄状態，錯乱状態となる。さらには，前述のような精神障害が現れる。

❸大麻

　大麻は，大麻草（Cannabis sativa L）の葉部の乾燥品または樹脂などをいう。その有効成分は，カンナビノイドと総称される。主要な麻酔成分はテトラヒドロカンナビノールである。多くは吸煙により体内に入る。大麻は，世界で最も多く乱用されている薬物であり，その毒性は弱いとされている。

　大麻吸入後15分ぐらいで作用が発現し，数時間持続する。その作用により気分は快活，陽気になり饒舌となる。時間と空間の感覚が変化し，嗅覚，視覚，触覚，味覚，聴覚などが鋭敏となり，錯覚や幻覚を起こす。さらには，深い無力感に陥り，昏睡状態となる。

　常用により，妊娠しにくくなったり低体重児が生まれる場合があるとされている。

　また，フラッシュバックも見られる。

❹麻薬

　麻薬は「アヘンアルカロイド系」，「コカアルカロイド系」などがあるが，ここでは今後乱用が増加すると予想されるコカインについて記す。

　コカ葉は，アンデス地方で古くから飢えや渇きを抑え，重労働に耐えるため広く使われ

てきている。コカインは，コカ葉から抽出したもので毒性が強く，1gで死亡するとされている。これの吸引により陶酔感を覚え，饒舌になったり，身体が軽く感じられたりする。また，幻覚，幻影を伴う。コカイン中毒は，しばしば精神分裂的症状を表す。

5 乱用される薬物の法的規制

現在，わが国において乱用される薬物の規制は，麻薬及び向精神薬取締法，あへん法，大麻取締法，覚せい剤取締法，毒物及び劇物取締法，薬事法などによって行われている。

その罰則の概要は，表3の通りである。

表3　乱用される薬物と罰則

	輸入，輸出		所持，譲渡	
	営利	非営利	営利	非営利
覚せい剤	無期若しくは3年以上の懲役及び1千万円以下の罰金	1年以上の有期懲役	1年以上の有期懲役及び500万円以下の罰金（使用を含む）	7年以下の懲役（使用を含む）
麻薬等	無期若しくは3年以上の懲役に処し，又は情状により無期若しくは3年以上の懲役及び1千万円以下の罰金	1年以上の有期懲役	1年以上の有期懲役に処し，又は情状により1年以上の有期懲役及び500万円以下の罰金	10年以下の懲役
向精神薬	7年以下の懲役に処し，又は情状により7年以下の懲役及び200万円以下の罰金	5年以下の懲役	5年以下の懲役に処し，又は情状により5年以下の懲役及び100万円以下の罰金	3年以下の懲役
大麻	10年以下の懲役に処し，又は情状により10年以下の懲役及び300万円以下の罰金	7年以下の懲役	7年以下の懲役に処し，又は情状により7年以下の懲役及び200万円以下の罰金	5年以下の懲役
シンナー			販売，授与	摂取，吸引，所持
			2年以下の懲役若しくは100万円以下の罰金に処し，又はこれを併科	1年以下の懲役若しくは50万円以下の罰金に処し，又はこれを併科

6 青少年期と薬物乱用

薬物の有害性・危険性の本質は，依存にある。依存とは，薬が切れたときに，薬を使用したときの感覚をまた味わいたいと思ったり，言いようのない疲れを感じたり，手足が震えたり，汗が出たり，吐き気がしたりして体や心が薬を頼るようになり，薬を止められなくなることである。このため，薬を手に入れることと薬を乱用することが中心の生活になり，社会生活が円滑に送れなくなる。また，乱用を続けると，精神病の状態となり，幻覚や妄想が現れるようになる。このための凶悪な犯罪も起きている。さらに恐ろしいことには，いったん精神病の状態になると，その記憶は脳に残っており，治療を受けて正常な状態に戻ったと思われていても，酒を飲んだり，ストレスを感じたりした場合に，突然幻覚や妄想が現れることがある。

青少年の薬物乱用が問題となるのは，青少年期はまさに人格の形成期であるからである。青少年期は，個人個人が楽しいことや苦しいこと悲しいことなどいろいろな経験をして，自分の価値観を作り上げていく時期である。そうした経験こそが人格を作り上げる基となる。自分の価値観を形成し，それらが社会とうまく合わなくて壊され，また創り上げるという，形成と崩壊の過程をなんども経て，人格というのは磨かれていく。

しかし，薬物は，そうした経験からの逃避に使われる。また，薬物中心の生活になる

と，そうした経験を経ないで成人となることになる。このような場合，人格の形成が遅れたり，まったくなされていない場合がある。ひどい場合は無動機症候群といって，何もする気がない状態になる。青年期の薬物乱用には，このような特有の現象がある。青少年期においてこそ磨かれ獲得される人格は，大人になってからは獲得できない資質であり，これが妨げられれば，その治療は非常に困難となる。

青年期の薬物乱用が非常に問題視されるのは，このような理由からである。

[参考文献]
1) 薬物乱用対策推進本部：薬物乱用防止新五カ年戦略フォローアップ，2006
2) UN：World Drug Report 2006, 2006
3) (財)麻薬・覚せい剤乱用防止センター，薬物の乱用・依存問題の理解のために，1989
4) 中原雄二：薬物乱用の本，研成社，1983
5) 中原雄二：依存性薬物の乱用，都薬雑誌，Vol 8, 4〜8, 1986
6) 小沼杏平：薬物依存の臨床，覚せい剤，Vol 4, 7, 1986
7) 田所作太郎：薬物と行動，ソフトサイエンス，1980
8) 石川哲也他：リブ・ドラッグ・フリー，学研，2000
9) 石川哲也他：薬物乱用防止とその教育，薬事日報社，2002
10) UNDCP：World Drug Report, 2006
11) その他，警察庁，厚生労働省，財務省，海上保安庁などの資料より

第2章

8 性行動

　性行動の低年齢化，HIV/AIDSを含む性感染症の増加，若年者の妊娠の増加など，性に関わる事項が社会問題化している。また，それらを助長するような出会い系サイトやインターネットなどによる性情報の氾濫も問題になっている。これらは，性に関わる負の部分であるが，本来，ヒトやその他の動物にとって，子孫を残すため生殖のための性行動や，またヒトとしての男女の人間関係を築くための性行動は必要なことである。

　性行動が望ましいと社会的に評価されるためにも，性の健康問題（sexual health）は，避けて通れない。ここでは，AIDS問題を中心に性感染症の予防について述べる。

　エイズは，1981年にアメリカで確認されて以来，世界中で蔓延しており，2005年現在3860万人がHIVに感染していると推定されている。その内，アフリカのサハラ砂漠以南が2450万人で，次いでアジアの830万人である。わが国では，2005年には1199人のHIV/AIDS患者・感染者が報告されている。

1 HIV感染症/AIDSの概念

　エイズ（AIDS）とは，Acquired Immunodeficiency Syndrome（後天性免疫不全症候群）の頭文字をとって命名された。エイズは，Human Immunodeficiency Virus（ヒト免疫不全ウイルス：HIV）に感染することによって発症する。

　HIVは，RNAウイルスであり，その表面に糖タンパク質gp120を有しており，これは，ヒト免疫細胞であるTリンパ球やマクロファージなどの細胞膜に存在するCD4を受容体（レセプター）としている。したがって，HIVはTリンパ球やマクロファージに吸着する。これらの細胞に吸着したHIVは細胞膜と融合し，細胞内に侵入することができるようになる（図1）。

　細胞に侵入したHIVは，逆転写酵素によりそのRNAがDNAに読み替えられる。これを逆転写という。このDNAは，インテグラーゼにより感染した細胞の核のDNAに組み込まれ，数ヶ月から数年間潜伏する。

　この後，プロウイルスは活性化しDNAからRNAに転写され，このRNAは翻訳によりペプチドを作り，このペプチドは，プロテアーゼにより切断される。切断されたタンパク質とRNAが集合し，出芽，放出されることにより新たなHIVが誕生する（図2）。

　なお，これらの逆転写酵素，インテグラーゼ，プロテアーゼの3つの酵素は，いずれもHIVに由来する。

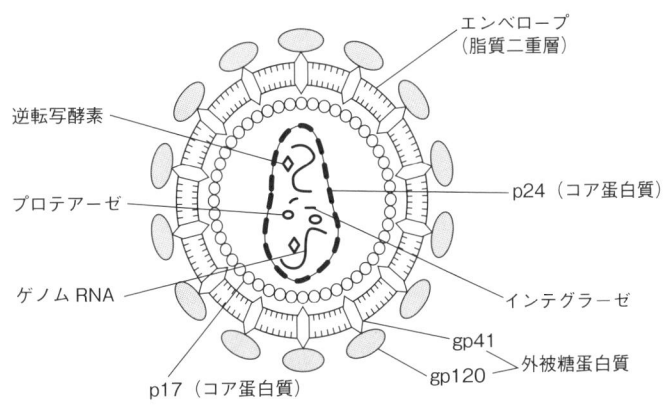

図1 HIVの構造
（国立大学保健管理施設協議会エイズ特別委員会，エイズ―教職員のためのガイドブック '98，1998）

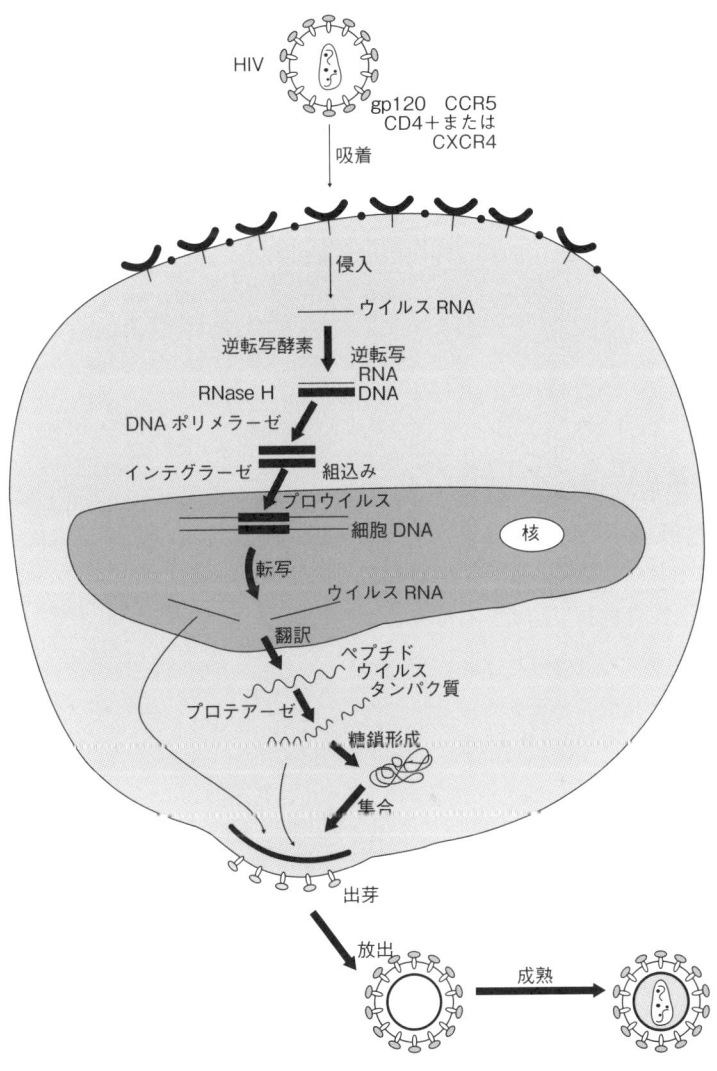

図2 HIVの複製サイクル
（栗村敬：入門「エイズ学」，化学同人，1997）

HIVに感染した生体内で1日に100億のHIVが産生され、血漿中のウイルスの半減期は約6時間、HIVが感染したCD4陽性Tリンパ球の寿命は2.2日である。HIVは、感染者の血液、精液、膣液、唾液、母乳、尿、涙などの体液のほか、組織や臓器にも含まれているが、感染者体内の全HIV量の大部分はリンパ節に存在し、血液中にはHIVはわずかである。

HIV感染症とは、HIVに感染してから、AIDSが発症した後も含めての全期間をさす。AIDSはHIV感染症が進行し、日和見感染症（カリニ肺炎、カンジダ症など）、二次性腫瘍（カポジ肉腫、悪性リンパ腫など）、神経障害（痴呆、脊髄症、末梢神経症など）などを発症した状態を指す。

2 HIV感染症からAIDSへ

① HIVの感染（急性感染期）

HIVに感染しても無症状のことが少なくないが、感染後数週間すると、インフルエンザ様の症状が現れることがある。感染後平均6～8週で患者の血液中にHIV抗体が検出される。

② 潜伏期（無症候性キャリア）

発病するまでの無症状期間のことで、6か月から十数年以上かかる。この潜伏期間内でも、感染者の体内ではウイルスの激しい増殖が続き、感染したCD4陽性リンパ球の破壊と新しいCD4陽性リンパ球の産生が行われている。

③ AIDS前段階（AIDS関連症候群）

HIV量が増加し、CD4陽性リンパ球破壊と産生のバランスの破綻によりリンパ球数が減少してくると、発病初期症状として非特異的症状（持続性リンパ節腫脹、持続性発熱、持続性下痢、体重減少）が現れてくる。これをAIDS関連症候群（ARC）という。

④ AIDSの発症とその特徴的症状

CD4陽性リンパ球がさらに減少して細胞性免疫不全が進行すると、感染抵抗力はさらに低下して表1のような特徴的症状が現れる。この症状が現れるとAIDSと診断される。

表1 AIDS発症23疾患

真菌症	カンジダ症
	クリプトコッカス症
	コクシオイド真菌症
	ヒストプラズマ症
	カリニ肺炎
原虫	トキソプラズマ脳症
	クリプトスポリジウム症
	イソスポラ症
細菌感染症	化膿性細菌感染症
	サルモネラ菌血症
	結核
	非定型抗酸菌症
ウイルス感染症	サイトメガロウイルス感染症
	単純ヘルペスウイルス感染症
	進行性多発性白質脳症
腫瘍	カポジ肉腫
	原発性脳リンパ腫
	非ホジキンリンパ腫
	浸潤性子宮頸癌
その他	リンパ性間質性肺炎
	エイズ脳症
	エイズ消耗性症候群
	反復性肺炎

3 感染経路

HIVの感染経路は、①性行為、②汚染された血液あるいは血液製剤、③母子感染の3

経路である。これらの感染の危険性は表2に示す。

表2　感染経路と感染効率

感染経路	感染効率（%）	感染に占める割合（%）（世界全体）
輸血	90%以上	3〜5%
母子感染	30%	5〜10%
性行為	0.1から1.0%	70〜80%
膣		（60〜70%）
肛門		（5〜10%）
注射器の共用	0.50%	5〜10%
針刺し事故等	0.5%以下	0.01%以下

4 感染予防

AIDSの発症を抑える薬剤が次々に開発されるとともに、薬剤の併用療法が行われ、その有効性が証明されているが、完全に治癒させる薬剤はまだ開発されていない。また、エイズ予防ワクチンの実用化は、なお時日を要するとされている。このため、感染予防が大切である。

❶性行為による感染の予防

不特定多数の相手との性行為は、相手に感染者がいる可能性が高くなり、HIVの感染の危険性が増大する。したがって、性行為をしないことや、コンドームを正しく使用することが重要である。

❷感染血液あるいは血液製剤による感染の予防

わが国では、献血血液にHIV抗体検査を行って以来、国内での輸血による感染は認められなかったが、1997年2月に輸血感染（1996年12月）が判明した。このため、例数は少ないが輸血は必ずしも安全といえなくなっている。また、世界中で見れば麻薬などの薬物の静脈注射による感染も問題になっている。

❸母子感染に対する予防

母子感染を予防するためには、① HIV感染妊婦の帝王切開、② HIV感染妊婦から胎児への感染防止のための抗HIV剤（AZT）投与、③ HIV感染の母親からの授乳禁止などの処置がとられる。

5 エイズの検査

HIV感染症は長期間無症状であり、エイズを発病しても臨床症状からHIV感染を確定診断することは困難である。HIV感染症は検査結果及び感染機会、臨床像を含めて総合的に判断する。HIV感染の有無の検査は、HIVを直接検出する検査とHIV抗体検査とがあるが、現在は、HIV抗体検査が行われている。HIV抗体検査には、スクリーニング検査（酵素抗体法、ゼラチン粒子凝集法、受身凝集法）と確認検査（蛍光抗体法、ウエスタンブロット法）とがある。

感染後HIV抗体が産生されるまでに6〜8週、ときに12週間を要する。感染していながら、抗体が認められない期間をウインドウ・ピリオドという。

6 HIV感染症の治療の進歩

HIV感染症の治療には、HIVの治療に直接有効な抗HIV剤療法と日和見感染症の治療、二次性腫瘍の治療がある。

抗HIV剤療法は，まずAZT（アジドチミジン）が開発され，次いでddI（デイダノシン）が登場した（表3）。

表3 日本で承認されているエイズ治療薬（平成13年3月7日現在）

薬剤名 成分名 (略号等)	作用機序	薬剤名 成分名 (略号等)	作用機序
レトロビル ジドブジン (AZT)	核酸系逆転写酵素阻害剤	ビラセプト メシル酸 ネルフィナビル	プロテアーゼ阻害剤
ヴァイデックス ジダノシン (ddI)	核酸系逆転写酵素阻害剤	ビラミューン ネビラピン	非核酸系逆転写酵素阻害剤
ハイビッド ザルシタビン (ddC)	核酸系逆転写酵素阻害剤	コンビビル (AZT/3TC)	核酸系逆転写酵素阻害剤
エピビル ラミブジン (3TC)	核酸系逆転写酵素阻害剤	ザイアジェン 硫酸アバカビル	核酸系逆転写酵素阻害剤
クリキシバン	プロテアーゼ阻害剤	ストックリン エファビレンツ	非核酸系逆転写酵素阻害剤
ゼリット スタブジン (d4T)	核酸系逆転写酵素阻害剤	プローゼ アンプレナビル	プロテアーゼ阻害剤
インビラーゼ メシル酸サキナビル	プロテアーゼ阻害剤	レスクリプター メシル酸デラビルジン	非核酸系逆転写酵素阻害剤
ノービア リトナビル	プロテアーゼ阻害剤	フォートベイス サキナビル	プロテアーゼ阻害剤
		カレトラ ロピナビル/リトナビル	プロテアーゼ阻害剤

[参考文献]
1) UNAIDS, WHO：2006 Report on the global AIDS epidemic, 2007
2) 国立大学保健管理施設協議会エイズ特別委員会：エイズー教職員のためのガイドブック '98, 1998
3) ㈶日本学校保健会：みんなで生きるために改訂版－エイズ教育参考資料－, 2001
4) 栗村敬：入門「エイズ学」, 化学同人, 1997

9 メンタルヘルス

1 ストレスとは

「ストレス」は，元来工学や物理学で用いられていた用語であり，「外から力が加えられた時に物体に生じる歪み」を意味する。カナダのセリエ（Selye, H. 1907-1982）が，これを医学や生理学の領域に導入した。外部の刺激（ストレッサー）により生体に生じる反応が，生物学的ストレスと考えられている。

米国のハーバード大学の生理学教授であったキャノン（Cannon, W. B. 1871-1945）は，精神的な情動の変化が，自律神経系を介して身体に及ぼすメカニズムを最初に示した。檻の中のネコに吠える犬をみせると，恐怖し興奮したネコの血液中には，アドレナリンが大量に存在し，瞳孔散大，心拍数の増加，血圧の上昇，呼吸数の増加，骨格筋の血管の拡張，血糖値の増加，立毛，消化管運動の抑制，だ液や消化液の分泌抑制などがみられる。このように，緊急事態に直面した場合の体の変化は，fight or flight（闘争か逃走か）の生存のための反応であり，「緊急反応（emergency reaction）」と呼ばれた。キャノンは，さらに，ホメオスタシス（homeostasis）という言葉を採用した。ホメオスタシスとは，生体の恒常性の維持ということであり，生体の内部環境が，外部環境の激しい変動にもかかわらず安定性を維持しているということである。私たちの体は，あるストレッサーに直面すると，自律神経・内分泌系・免疫系を総動員して，ホメオスタシスを保とうとする。充分に有効な対処ができず，ホメオスタシス機構が破綻すると，病気になると考えられる。

セリエは，主にストレスによる内分泌反応を示した。彼は，生体にストレッサーが加わると，そのストレッサーがどのようなものであっても，生体の中には非特異的で決まった反応（副腎皮質の肥大，リンパ腺の萎縮，胃や十二指腸の潰瘍など）が起こることを発見し，全身適応症候群と呼んだ。これらは，主として，副腎皮質を中心として起こる症候群であり，警告反応期，抵抗期，疲憊期，の三段階に分けられる。

2 心身症とは

心身症（psychosomatic disease）とは，その発症や経過に心理社会的ストレスが強くかかわった病態のことである。心身医学（psychosomatic medicine）とは，患者を身体面だけでなく，心理面，社会面を含めて総合的に診ていこうとする医学である。

日本心身医学会は，狭義の心身症に関して，「身体疾患のうち，その発症と経過に心理

社会的因子が密接に関与し，器質的ないしは機能的障害の認められる病態を呈するもの。ただし，神経症，うつ病などの他の精神障害に伴う身体症状は除外する。」と定義している。ある身体疾患において，その治療に関して心理社会的な要因を考慮する場合，その疾患は心身症としてとらえられることになる。例えば，気管支喘息に関して，喘息発作を起こした時に，身体的治療のみで発作が改善する場合は，身体疾患としてとらえられることになる。一方，喘息発作に関して，薬物療法により改善するが，薬物の増量や変更によっても発作の反復を抑えられず，心理社会的ストレスへの介入により，発作の反復がなくなった場合，この気管支喘息は心身症ととらえられることになる。心身症としての病態のみられる疾患名は，各領域にわたっている。

3 心身症の生理的基盤

こころとからだの結びつきは，図1のように示される。外界からのストレッサーは，視覚・聴覚・痛覚などの知覚を介して，脳の大脳皮質に伝えられ，記憶に基づいて認知・評価される。これらの情報は，大脳辺縁系に伝達される。大脳辺縁系は，大脳皮質の内側で脳幹を取りまく領域であり，記憶を司る海馬や，扁桃体などを含み，快・不快などの情動の中枢である。大脳辺縁系と，自律神経と内分泌系の中枢である視床下部は，多くの神経網で連絡されており，大脳辺縁系で起きた情動は，視床下部に影響を及ぼす。一方，身体の抵抗力をつくっている免疫系は，自律神経や内分泌系の影響を受けている。結局，視床下部が受けた情動の影響は，自律神経系，内分泌系，免疫系の働きに影響を与えることになり，その結果，身体機能のさまざまな不調が生じてくることになるのである。

神経は，中枢神経系（脳・脊髄）と末梢神経系とからなり，末梢神経系は，運動や感覚を司る脳脊髄神経系と各臓器の自律機能を制御する自律神経系とに分かれる。自律神経系は，消化・吸収・循環・呼吸・分泌・生殖など生命機能の調節と維持に関わり，多くは意識の関与なしに行われている。自律神経系の主な中枢は視床下部であり，機能上から，交感神経系と副交感神経系の2種類に分類される。身体の諸器官の多くは，両神経系によって，互いに拮抗的に支配されている。交感神経系は，緊急時の「闘争—逃走反応」に際して優位となり，副交感神経系は，睡眠や休息などエネルギー補給の際に優位になる。各臓器に対する自律神経系の働きを表1に示す。

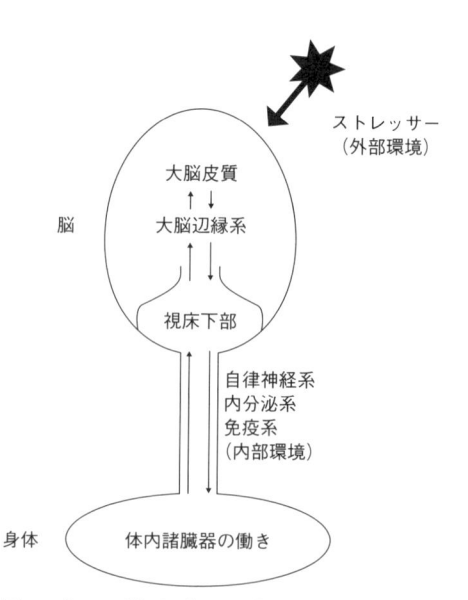

図1 "こころ"と"からだ"の結びつき
視床下部はストレッサーなどの外部環境と自律神経系・内分泌系・免疫系の内部環境とを調節統合する中継点であり，こころとからだの接点である。
（吾郷晋浩，河野友信，末松弘行編：臨床心身医学入門テキスト，三輪書店，2005）

表1 各臓器に対する自律神経系の働き

効果器	交感神経機能亢進	副交感神経機能亢進
眼	散瞳・毛様体筋弛緩	縮瞳・毛様体筋収縮
唾液腺	分泌抑制	分泌促進
汗腺	発汗促進	——
血管	冠血管拡張 脳血管収縮 全身血管収縮	冠血管収縮 脳血管拡張
心臓	心拍数増加 心収縮力増加	心拍数減少 心収縮力低下
気管	気管支筋弛緩 気管支分泌抑制	気管支筋収縮 気管支分泌促進
消化管	蠕動運動抑制 括約筋収縮 腺分泌抑制	蠕動運動促進 括約筋弛緩 腺分泌促進
肝臓	グリコーゲン分解 胆汁分泌抑制	グリコーゲン合成 胆汁分泌促進
膵臓	膵液分泌減少	膵液分泌増加
腎臓	尿生成抑制	尿生成促進
副腎髄質	カテコールアミン分泌	——
膀胱	括約筋収縮	括約筋弛緩
性器	陰茎弛緩	陰茎勃起

(吾郷晋浩, 河野友信, 末松弘行編:臨床心身医学入門テキスト, 三輪書店, 2005)

4 心理社会的ストレッサーの種類と強度

　心理社会的ストレッサーが健康に及ぼす影響の研究として, アメリカのホームズ (T. H. Holmes) らのものが有名である。彼らは, 人々にとって重大なストレスになる生活上の変化を, ライフ・チェンジ・ユニット (LCU) という単位を用いて数量化している (表2)。この変化による危機を克服して, 再適応するために要する努力を, 結婚を50点として相対的に評価している (社会的再適応評定尺度;SRRS)。点数が高いほどストレス度は強い。ストレスとは, 心身の状態がそれなりに「安定していた」状態から変化した状態であり, 望ましくない状態ばかりでなく, 個人にとって喜ばしいことでも, そこに変化が生じている場合, その状態はストレスと感じられる。

　この表によると, 配偶者の死, 別離に関するものが最もストレスの高いものとなっている。愛情・依存の対象を喪ったり, 日ごろ慣れ親しんだ重要なものと別れる体験は,「対象喪失 (object　loss)」と呼ばれる。対象喪失後の心理経過として, 比較的すみやかに回復する急性の情緒危機と, 長い時間持続する「悲哀または喪の仕事 (mourning　work)」が経験されると考えられている。

5 心理社会的ストレッサーと心身症

　心理社会的ストレッサーが身体面に影響を与える経過は, 図2のように考えられている。心理社会的ストレッサーによるストレス状態は, 個人の受け止め方や感じ方によって

表2 社会的再適応評定尺度（SRRS）（Holmes & Rahe, 1967）

生活出来事	LCU	生活出来事	LCU
（1）配偶者の死	100	（23）子どもが家を離れること	29
（2）離婚	73	（24）親戚とのトラブル	29
（3）夫婦の別居	65	（25）個人的な成功	28
（4）服役	63	（26）妻の就職や退職	26
（5）近親者の死	63	（27）就学・卒業	26
（6）けがや病気	53	（28）生活条件の変化	25
（7）結婚	50	（29）個人的習慣の変更	24
（8）失業	47	（30）上司とのトラブル	23
（9）夫婦の調停	45	（31）労働条件の変化	20
（10）退職	45	（32）転居	20
（11）家族の健康状態の悪化	44	（33）転校	20
（12）妊娠	40	（34）レクリエーションの変化	19
（13）性的困難	39	（35）教会活動の変化	19
（14）新たな家族の増加	39	（36）社会活動の悪化	18
（15）仕事上の再適応	39	（37）少額のローン	17
（16）経済状態の悪化	38	（38）睡眠習慣の変化	16
（17）親しい友人の死	37	（39）団らんする家族の数の変化	15
（18）転職	36	（40）食習慣の変化	15
（19）夫婦の口論回数の増加	35	（41）長期休暇	13
（20）多額のローン	31	（42）クリスマス	12
（21）担保，貸付金の損失	30	（43）些細な法律違反	11
（22）仕事上の責任の変化	29		

（萱村俊哉編：発達健康心理学，ナカニシヤ出版，2002）

違っており，これらは，①ストレッサー自体の性質（予測性，新奇さ，望ましさ，持続時間，制御可能性など），②個人の生物的・心理的特性（年齢や性，能力，身体的問題，気質や性格，経験など），③その個人が持つ援助システムの状況（家族，友人，指導者，地域との関係など），といった修飾因子に影響される。さらに，これらの修飾因子は，ストレス状況に再び関与する。問題回避に働く修飾因子と問題増強に働く修飾因子との相互関係により再適応するか，再適応がうまくいかずに心身症を発症したり，心理・行動面の問題が出現するかのどちらかに分かれていく。

ストレスには二面性があり，ストレスが強すぎて個人のストレスに耐える力の限界を超えれば何らかの健康障害が生じるが，ストレスが強すぎることなく，解決・克服していくことができれば健康は保たれ，そのための努力の過程によって，人は精神的に成長することになると考えることができる。

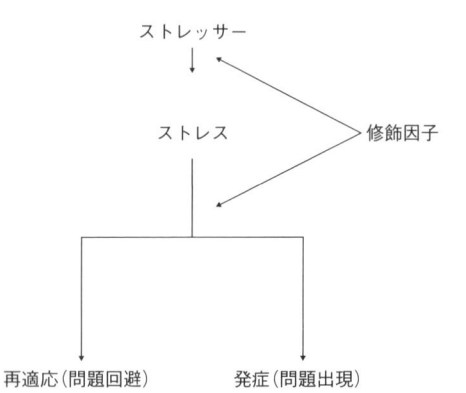

図2 心身症発症に至る心理社会的過程
（Rabkinら1976を参照して作成）
心理社会的ストレッサーから心身症発症に至るかどうかは，修飾因子で左右される。
（宮本信也：心身症発症のメカニズム，心身医療 vol. 9 No. 1, 81-85, 1997）

6 神経症とうつ病

　神経症とは，心理社会的なストレッサーによって引き起こされ，主として不安と抑うつを基盤に，様々な臨床像を呈するメンタルヘルスの障害の一つである。一般に，病識があり，その症状や発症に至る経過が了解可能である。症状の特徴から，不安神経症，強迫神経症，心気症，身体表現性障害，抑うつ神経症，恐怖症などがある。

　うつ病は，気分を調節する脳機能の障害で起こると考えられている。うつ病の症状としては，①抑うつ気分，②興味または喜びの喪失，③食欲の減退あるいは増加，体重の減少あるいは増加，④不眠あるいは睡眠過多，⑤精神運動性の焦燥または制止（沈滞），⑥易疲労感または気力の減退，⑦無価値感または過剰（不適切）な罪悪感，⑧思考力や集中力の減退または決断困難，⑨死についての反復思考，自殺念慮，自殺企図，などが挙げられる。これらの症状が持続し，そのために精神的ないし社会的な障害を引き起こしている場合に，うつ病が疑われる。また，うつ病の症状は，一般に朝に悪化し午後から夜にかけて徐々に改善する，という日内変動が見られることがよくある。

　わが国は，1998年以降，自殺者が年間3万人を超えるという状況にあり，深刻な社会問題となっている。うつ病は患者の自尊心や信頼，社会機能を大きく損ない，人生に大きな影響を与え，自殺の可能性が高い病気である。うつ病は，「治る」病気であるという認識の下，早期発見，早期対応が求められている。

7 外傷後ストレス障害（PTSD）

　非常に強い心的な衝撃を与えられ，その体験が過ぎ去った後も体験が記憶の中に残り，そのときと同じ恐怖や不快感をもたらし続けて精神的な影響を与え続けることがある。このようにしてもたらされた精神的な後遺症を心的なトラウマ（外傷）と呼び，それによる精神的な変調が，トラウマ反応である。

　トラウマ反応は，さまざまである。①外傷後ストレス障害（PTSD：Posttraumatic Stress Disorder）の症状は，その代表的な病態であり，さらに，②感情の変化：抑うつ，無力感，罪責感，悲哀感，怒り，焦り，不安による身体症状，③対人関係の変化：孤立や引きこもり，などが認められる。これらは互いに重なりあい，また，気分障害，不安性障害，妄想反応などの一般的な精神疾患の合併も多いと考えられている。

　表3に，米国精神医学会のDSM-ⅣによるPTSDの診断基準を示す。ここでは，生命や身体の保全に迫る危険な出来事を，はげしい恐怖，無力感，または戦慄をもって体験することが，トラウマ体験の定義とされている。症状は，①再体験症状，②回避・麻痺症状，③過覚醒症状，の3種に分けられている。再体験症状とは，過去のトラウマ体験の苦痛の記憶が，自己の意思とは関係なく侵入的に想起され，再体験をしているように感じられることである。回避症状は，PTSDの診断や対応を難しくする要因となっている。これらの症状が1ヶ月以上持続した場合にPTSDと診断され，1ヶ月未満であれば，急性ストレス障害（ASD：Acute Stress Disorder）と考えられる。

　自然災害，事故，戦争，犯罪，児童虐待，家庭内暴力などがトラウマ体験となりうる。

表3 DSM-Ⅳの外傷後ストレス障害（PTSD：Posttraumatic Stress Disorder）の診断基準

A. 患者は，以下の2つが共に認められる外傷的な出来事に暴露されたことがある。
  (1) 実際にまたは危うく死ぬまたは重傷を負うような出来事を，1度または数度，自分または他人の身体の保全に迫る危険を，患者が体験し，目撃し，または直面した。
  (2) 患者の反応は強い恐怖，無力感または戦慄に関するものである。
    （注）子供の場合はむしろ，まとまりのないまたは興奮した行動によって表現されることがある。
B. 外傷的な出来事が，以下の1つ（またはそれ以上）の形で再体験され続けている。
  (1) 出来事の反復的で侵入的で苦痛な想起で，それは心像，思考，または知覚を含む。
    （注）小さい子供の場合，外傷の主題または側面を表現する遊びを繰り返すことがある。
  (2) 出来事についての反復的で苦痛な夢。
    （注）子供の場合は，はっきりとした内容のない恐ろしい夢であることがある。
  (3) 外傷的な出来事が再び起こっているかのように行動したり，感じたりする（その体験を再体験する感覚，錯覚，幻覚，および解離性フラッシュバックのエピソードを含む，また，覚醒時または中毒時に起こるものを含む）。
    （注）小さい子供の場合，外傷特異的な再演が行われることがある。
  (4) 外傷的出来事の1つの側面を象徴し，または類似している内的または外的きっかけに暴露された場合に生じる，強い心理的苦痛。
  (5) 外傷的出来事の一つの側面を象徴し，または類似している内的または外的きっかけに暴露された場合の生理学的反応性。
C. 以下の3つ（またはそれ以上）によって示される，（外傷以前は存在していなかった）外傷と関連した刺激の持続的回避と，全般的反応性の麻痺。
  (1)外傷と関連した思考，感情または会話を回避しようとする努力。
  (2)外傷を想起させる活動，場所または人物を避けようとする努力。
  (3)外傷の重要な側面の想起不能。
  (4)重要な活動への関心または参加の著しい減退。
  (5)他の人から孤立している，または疎遠になっているという感覚。
  (6)感情の範囲の縮小（例：愛の感情を持つことができない）。
  (7)未来が短縮した感覚（例：仕事，結婚，子供，または正常な寿命を期待しない）。
D. （外傷以前には存在していなかった）持続的な感覚抗進状態で，以下2つ（またはそれ以上）によって示される。
  (1)入眠または睡眠維持の困難 (2)易刺激性または怒りの爆発
  (3)集中困難 (4)過度の警戒心 (5)過剰な驚愕反応
E. 障害（基準B，C，およびDの症状）の持続期間が1カ月以上。
F. 障害は，臨床的に著しい苦痛または，社会的，職業的または他の重要な領域における機能の障害を引き起こしている。
*該当すれば特定せよ：
  急性：症状の持続期間が3カ月未満の場合　　慢性：症状の持続期間が3カ月以上の場合
*該当すれば特定せよ：
  発症遅延：症状の始まりがストレス因子から少なくとも6カ月の場合

（American Psychiatric Association：Quick Reference to the Diagnostic Criteria from DSM-Ⅳ. Washington D. C., 1994；高橋三郎，大野裕，染矢俊幸訳：DSM-Ⅳ精神疾患の分類と診断の手引，医学書院，1995）

日本では，1995年1月17日に発生し，6000人以上の人々が亡くなった阪神淡路大震災の体験において，トラウマやPTSDの概念が広く知られるところとなった。なお，PTSDの疾患概念は，米国におけるベトナム戦争の経験をもとに展開されてきており，歴史がまだ浅く，流動的である。また，PTSDの生物学的メカニズムに関しては，視床下部—下垂体—副腎皮質系機能の異常，海馬の萎縮などが指摘されている。

　トラウマやPTSDへの対応においては，安全感，安心感の確立が最優先される。周りの者が，本人の気持ちを受け止めることが何よりも大切である。安定した日常生活を送ることができることは，安心感につながる。また，外傷体験のみに目を向けるのではなく，

健康な面を捉えて支援していく視点も重要である。

8 発育・発達とメンタルヘルス

　子どもが心身ともに健康であれば、発育も順調に進行する。発育を知ることは健康状態を知ることである。子どもの心身相関と成長に関わる病態として、愛情遮断性小人症がある。愛着の障害に起因する成長障害であるが、養育者側の要因（経済状態、知識、健康状態、心理情緒的状態、生育暦など）、子どもの要因（概観、気質、神経発達の状況、育児のしやすさなど）が、養育者と子どもの相互関係、内分泌障害、栄養障害などと複合的に関係し、成長障害を呈すると考えられている。また、東郷らは、体重や身長の発育のデータを時系列解析することにより、メンタルヘルスに関する重要な情報が得られることを報告している。図3は、不自然な体重の増減を示す生徒の発育を示すグラフである。身長は波動しながらも右上方へ上昇しているのに、体重は激しく下降したり上昇したりする不自然な動きをしている。この児は、学校でいじめをうけており、心理的ストレスが強い状況であった。

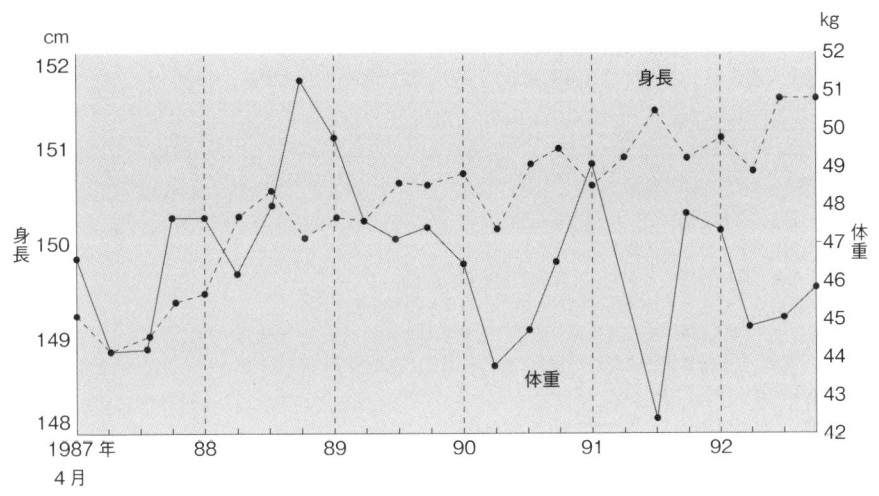

図3　いじめによる体重の不自然な増減
（神戸大学発達科学部健康発達論研究会：人間の発達と健康，大修館書店，1997）

　メンタルヘルスに関しては、健全なパーソナリティの発達という観点も重要となる。E・H・エリクソン（Erikson, E. H.：1902〜1994）は、人間の全生涯にわたって人間の発達を論じ、心理社会的発達は8段階のライフサイクルに分けられると提唱した（図4）。各発達段階において、克服されるべき発達課題があり、うまく克服されないまま次の段階へ移ると、問題をそれ以降に残すことになると考えられている。人生の中で発達させるべき精神的健康の基礎は「基本的信頼」の感覚である。子どもが心理社会的により健全に成長・発達していくためには、「基本的信頼」をもてるような親（養育者）と子のきずなづくりが重要となる。

老年期								統合性 対 絶望
壮年期							世代性 対 自己陶酔	
成人期						親密 対 孤立		
思春期					同一性 対 同一性拡散			
学童期				勤勉性 対 劣等感				
幼児期後期			自主性 対 罪悪感					
幼児期前期		自律性 対 恥・疑惑						
乳児期	基本的信頼 対 不信							

図4 エリクソンの心理—社会発達段階
　　（子安増生編：よくわかる認知発達とその支援，ミネルヴァ書房，2005）

[参考文献]

1) 河野友信，吾郷晋浩，石川俊男，永田頌史：ストレス診療ハンドブック　第2版，メディカル・サイエンス・インターナショナル，1990
2) 田多井吉之介：新版　ストレス，創元医学新書，1980
3) 神庭重信：こころと体の対話—精神免疫学の世界：文藝春秋，2001
4) 吾郷晋浩，河野友信，末松弘行編：臨床心身医学入門テキスト，三輪書店，2005
5) 星加明徳，宮本信也編：よくわかる子どもの心身症，永井書店，2003
6) 萱村俊哉編：発達健康心理学，ナカニシヤ出版，2002
7) 小此木啓吾：対象喪失，中公新書，1979
8) 宮本信也，心身症発症のメカニズム：心身医療　vol. 9 No.1, 81-85, 1997
9) 西島英利監修，社団法人　日本医師会編：自殺予防マニュアル，明石書店，2004
10) 金吉晴編：心的トラウマの理解とケア．じほう，2001
11) American Psychiatric Association：Quick Reference to the Diagnostic Criteria from DSM-IV. Washington D. C., 1994（高橋三郎，大野裕，染矢俊幸訳：DSM-IV精神疾患の分類と診断の手引．医学書院，1995）
12) 神戸大学発達科学部健康発達論研究会：人間の発達と健康，大修館書店，1997
13) 子安増生編：よくわかる認知発達とその支援，ミネルヴァ書房，2005
14) 中村肇監修：子育て支援のための小児保健，小児医事出版，2004

10 生活リズム

1 生物と生活リズム

現代では，様々な職種で24時間操業が当たり前となっている。コンビニエンスストアなどの小売業，トラック輸送などの運輸業，救急医療や消防活動など枚挙にいとまがない。しかし，われわれ現代人が欲している生活リズムと生物としての生活リズムは必ずしも合致しない。

ラットを人工照明下で正確に12時間の昼と12時間の夜という環境で飼育すると，ラットは夜行性動物なので主に夜に相当する時間帯で摂食行動を起こす。このような1日を周期とした変動を日内変動と呼ぶ。この日内変動は昼夜という外的なリズムに起因して起こる行動なのか，それともラットの体内に時計のようなものがあってそれに促されて起こる行動なのかという疑問が生じる。図1はラットの摂食行動を48時間単位で表示し，後半の24時間の記録を次の段の前半に移動して表示したものである。この実験では途中から24時間完全な夜の状態にしている。このような外的な時間の手がかりをなくすことを自由継続と呼ぶ。ラットは自由継続の状態でも摂食行動に日内変動が生じている。このことはラットの体内に時計のようなものが存在していることを示している。しかし，その周期は24時間

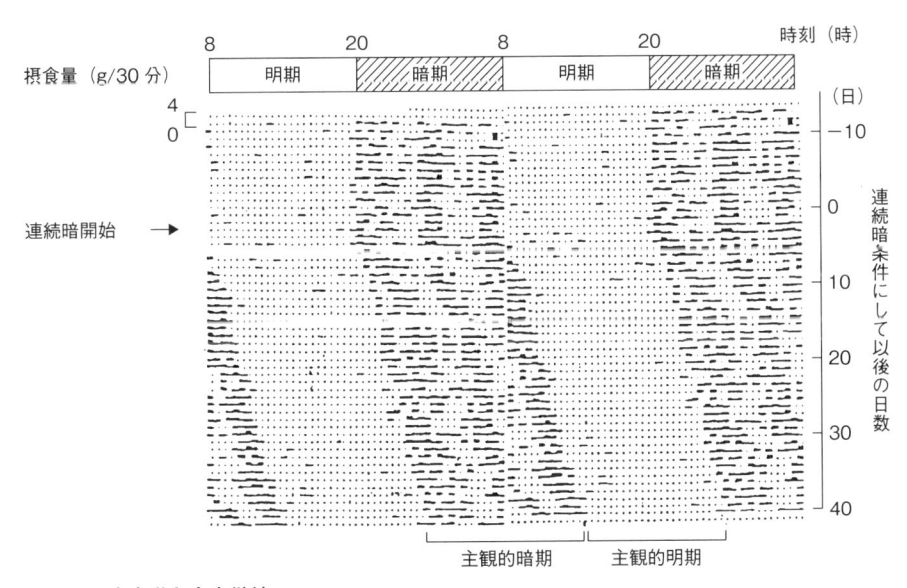

図1　日内変動と自由継続
（中川八郎，永井克也：脳と生物時計－体のリズムのメカニズム，共立出版，1991）

よりも若干長く，実際の昼と夜の時間とはずれが生じてくる。このような約24時間のリズムを概日リズムと呼ぶ。

　ラットの摂食行動は体内に時計のようなリズム生成器があり，それが1日のリズムに同調していることになる。図2は同じグループの実験であるが，今度は24時間の昼夜のリズムを途中から6時間ほどずらしている。この時摂食行動のリズムはすぐには同調しない。平均4日でずれたリズムに同調している。この実験では，同調が完了した後さらに途中で昼夜のリズムを元に戻している。このとき同調するには，必要な日数が平均8日と長くなっている。これは概日リズムが24時間よりも長いため，体の時刻が遅くなる方には同調しやすく，早くなる方には同調しづらいことを示している。ヒトにおいても週末夜更かしした場合には体調はさほど影響がないが，月曜日に元の生活リズムに戻すのがつらく感じるのが普通であり，いわゆるブルーマンデーが生じることと同じである。これらの同調には光が重要な役割を負っていることも知られている。

　ヒトにおいても，様々な生理学的な変数に日内変動が観察される。図3に示されるように，体温や心拍数といった変数だけでなく筋力や調整能力あるいは気分といったものにも日内変動があることが示唆される。洞窟などで行った実験により，ヒトにおいても体温などの変数に概日リズムがあることが確認されている。概日リズムの環境リズムへの同調は，多くの動物の場合光が重要な因子であることが知られているが，ヒトの場合は例外的に光には反応せず社会的な要因によって同調するのではないかと考えられていた。これは他の動物種が比較的低い照度でも同調が起こっていたのに対して，ヒトの場合は2500ルックス以上という高い照度が同調に必要だったことによる。

　動物実験などの結果から，概日リズムは生体の内部環境によって形成されるものではなく，遺伝的な形質として子孫に伝えられるものであることが知られている。ヒトの場合，概日リズムの形成は睡眠・覚醒のタイミングや授乳行動から生後5週目頃に自由継続する

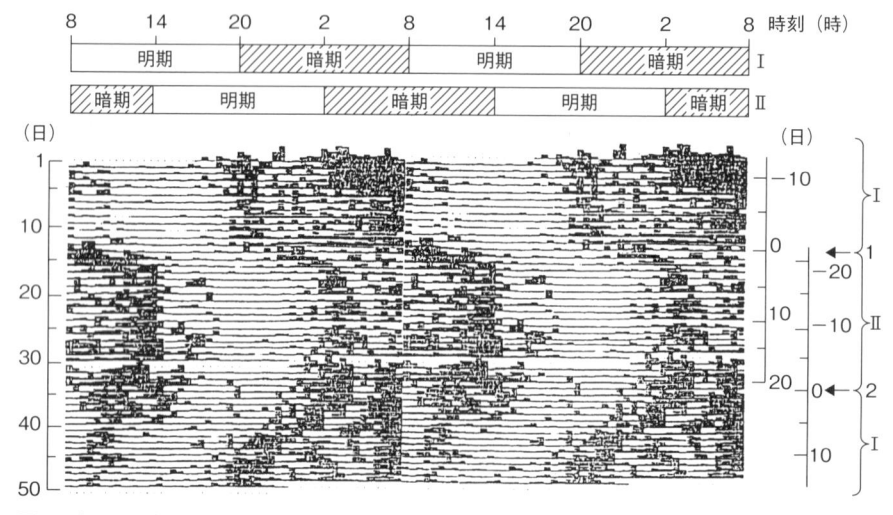

図2　概日リズムの同調
（中川八郎，永井克也：脳と生物時計―体のリズムのメカニズム，共立出版，1991）

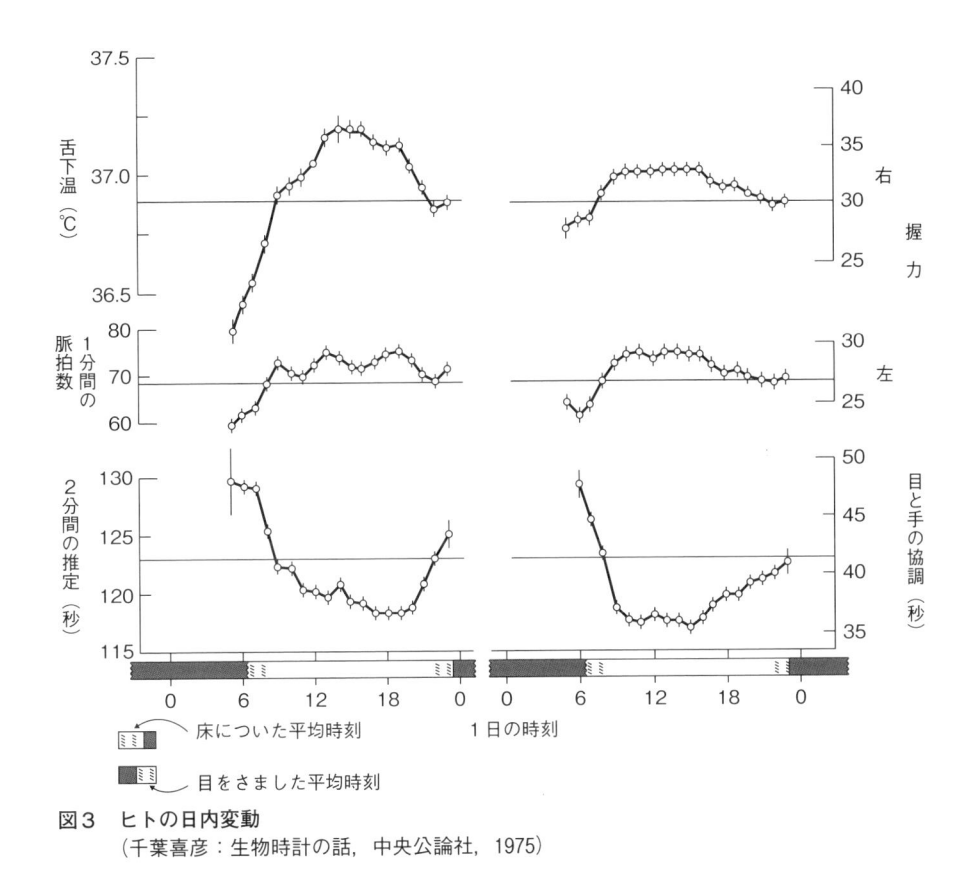

図3 ヒトの日内変動
(千葉喜彦：生物時計の話，中央公論社，1975)

形で出現し，約6ヶ月頃から昼夜のリズムに同調するようになる。

2 ヒトの概日リズムと現代社会

エジソンが白熱電灯を発明したおかげで現代産業は24時間操業が可能となり，深夜の勤務につく労働者を生み出した。初期の頃は12時間交代制が一般的であったが，現代では8時間交代制の勤務が一般的である。図4は，日勤から夜勤への二交代制の場合の直腸温の変化を示したものである。Aは日勤中の変化であるが，明確な日内変動を示している。夜勤1日目は体温のリズムは変化しないので勤務中に直腸温は低下しており，能率や集中力も低下する。この状態は2日目や3日目でも改善されず，やっと夜勤7日目で直腸温のパターンは逆転する。夜勤21日目ともなると，かなりパターンは安定する。交替勤務においても時差ぼけ同様，適応にかなりの日数を要する。

三交代制となると，例えば午前8時から午後4時までの勤務を日勤，午後4時から午前0時までの勤務を準夜勤，午前0時から午前8時までの勤務を夜勤などと分けられるが，でたらめに交代するのではなく，日勤，準夜勤，夜勤の順番に交代してくことが生理学的なリズムに即しているといえる。三交代制においても二交代制と同様の現象が観察されるが，多くの実験から3週間経っても完全には同調しないことが示されている。1日や2日ごとに日勤，準夜勤，夜勤，休日をというような短期の交代を採用する場合も多い。この場合は概日リズムが変化に同調する時間が十分でないため，外部の環境変化に順応しない

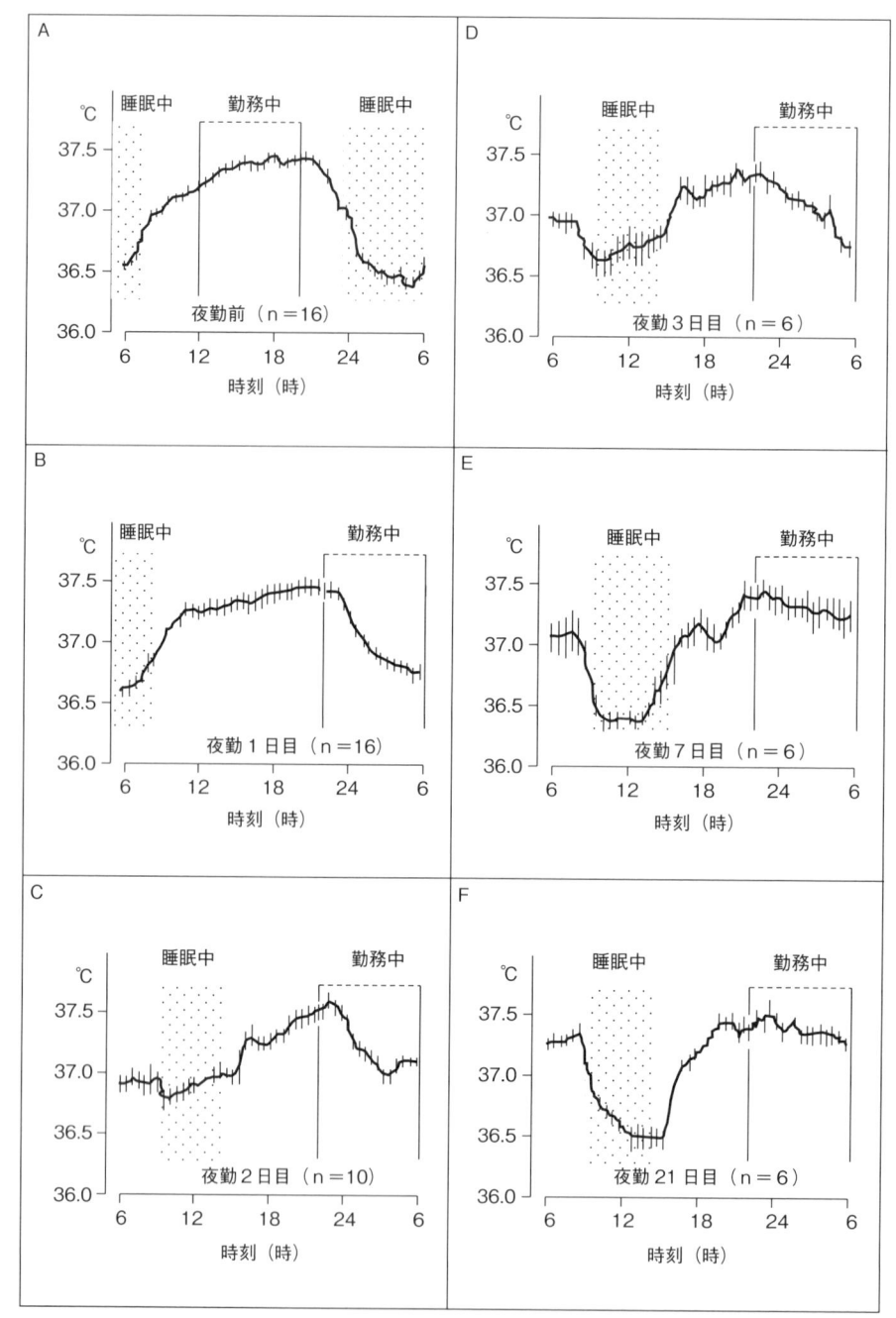

図4 日勤から夜勤への交替における直腸温の変化
(中川八郎,永井克也:脳と生物時計―体のリズムのメカニズム,共立出版,1991)

まま日勤の状態に戻ることになる。

あらゆる生理学的変数に概日リズムが認められることから,当然特定の薬物に対する感受性にも周期があることが動物実験によって示されている。例えば,一定量のアンフェタミンは,それが投与される時刻によってある実験動物の8割近くを殺傷するが,別の時刻では1割にもみたないということが起こる。このことから受容体の感度の低い時刻に多量

の薬剤を，感度の高い時刻には少量を投与することで，副作用は少なく，かつ長時間にわって薬剤の効果を持続させることが可能となる。このような時間効果を検討する学問を時間薬理学と呼び，その臨床応用を時間治療学と呼ぶ。このような治療は特にガンなど強い副作用を伴う薬剤を投与しなければならない病態に対してその効果が期待されている。

　高齢者は朝の目覚めが早く，昼間よくうたたねをする。総睡眠量はわずかながら増加するとされている。概日リズムの振幅は加齢とともに低下すると考えられる。したがって，時差ぼけや交代勤務にともなう変化への同調は加齢とともに低下する。加齢現象を緩和する上で概日リズムの振幅をあげる方法を開発していくことが必要かもしれない。

[参考文献]
1) G・G・ルース：生理時計，思索社，1991.
2) 千葉喜彦：生物時計の話，中央公論社，1975.
3) ラッセル・フォスター，レオン・クライツマン：生物時計はなぜリズムを刻むのか，日経BP社，2006.
4) 中川八郎，永井克也：脳と生物時計―体のリズムのメカニズム，共立出版，1991.

第3章

環境と健康

第3章　生活環境と健康

1 衣と健康
——とくに履物について——

　人間が文明を発展させ整えてきた生活環境の中で，最も身近にある環境は，衣・食・住と呼ばれる，着る，食べる，住まう，という今や生活の基本となる環境で，現代人にとって必須の生活条件でもある。ここでは，その中から「衣」に含まれ，もっとも問題点を見逃されがちな「履物」による身体的健康影響を取り上げてみたい。

　人間の足は，履物によってその形態，機能ともに大きな影響を受ける。そしてその影響は，柔らかな子ども時代の足にもっとも大きな跡を残す。この「履物＝外圧」による身体的変化は，ヒトとして持って生まれた感覚にも十分影響を及ぼす。大地を踏みしめる感覚は安心感を伴い，精神的な平静をもたらす大きな基礎となる。

　そのような大地を，今の子どもたちは「どう感じて」歩いているのだろうか？

　戦後しばらくまでは，土あり草あり石あり砂あり，の「すべての地面」を足の裏で直に感じて生活してきた。やがてそこにアスファルトという感触も加わったが，それすら「裸足」で感じている。夏は焼けるように熱く，冬は凍るように冷たい。子どもは裸足が普通でもあった。履物も下駄，草履の方が馴染んでもいた時代であり，体が直に環境の変化，状況を感じていた。しかし現代では，足は生まれてすぐに靴に守られ始める。育ち，歩き始めても，靴を履かないとどうやら文明人と見なされまい。地面は平らなコンクリートやアスファルト，リノリウムが当たり前。歩きやすさや身体保護については抜群の環境なのであろうが，なにやら過保護とも思える。

1 靴がもたらす足の変型

　裸足で歩いて生活をしていた昔の人間の足は，指先が扇型に開いてがっちり大地を摑める，いわゆる足趾捕地（そくしほち）能力に長けた足形をしていた。今から2000年ほど前の縄文人の残した足跡などからもそれは見て取れるが，ちょうど**写真1，2**に見る足形のようである。

　ただし，この写真は古代人ではない。りっぱな現代人，しかも生まれたばかりの0歳児の足形である。ところが，これが現代靴文化の中では，**写真3**のように趾が押し固められた足に変わってしまう。よく，人間の受精から誕生までの胎児の成長プロセスが人類の進化の様子をそのまま現しているといわれるように，元祖を辿れば本来の足の形は古代の扇型，ということになるのであろうか。

写真　1

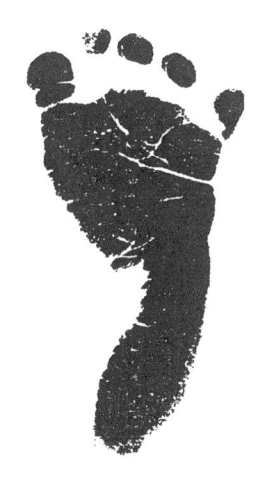

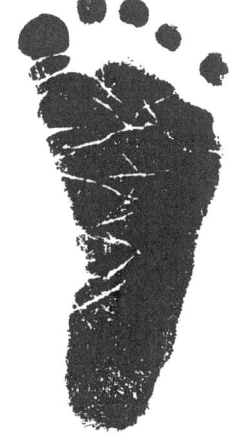

写真　2

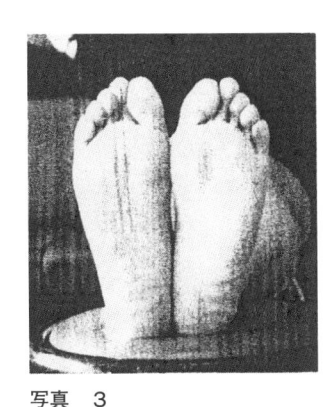

写真　3

2 現代っ子の足の裏

　実際に今の子どもの足を観てみるために，幼稚園児の足の裏をいくつか並べてみた。資料の見方は観る立場により変わるが，筆者なりにちょっと問題のありそうな足を，いくつか抜き出してみよう。

　まず，**写真6**。土不踏（つちふまず）もしっかり形成され一見問題なさそうだが，左側（実際は右足）の小趾が捻れてまともに接地していない。右の靴が足に合っていないのかもしれない。次は**写真7**。これは両足ともに見事なベタ足で，土不踏がほとんど確認できない。土不踏のなさがそのまま病的な扁平足につながるわけではないが，ここまで凹凸がないと一度レントゲン検査等で，骨格から精査したほうがよい。**写真13**は，左側の第2趾が接地していない。右側の足にかなり重心が偏っていることが伺える。**写真14**も重心は極めて右偏りで，しかもベタ足である。ここまで極端に重心が偏るのは，足だけでなく，体の他の部分に原因があることも十分考えられる。**写真16**では，両足とも趾が隙間なく押し詰められ，小趾が接地していない。最後に，**写真17**は左側の第2趾の持ち上がりが気になる。外反母趾の兆候があらわれているのかもしれない。

3 足から健康を考える

　もちろん，他にも細かく観ていけば，この資料からでも，気になる箇所はたくさん見つけられるであろう。ただ，ここで注意してほしいのは，これらの資料が「子どもの足」である，ということである。何十年も使い続けてきた成人の足ではない。**写真3**では大学生の足を見せたが，他は5，6歳なので実質的には3〜4年くらいしか使っていない足である。

　そこに，前に述べてきたような様々な問題が観られるとしたら，今の子ども達の足の行く末は，それこそ空恐ろしくなろうというものである。

写真 4　　　　　写真 5　　　　　写真 6　　　　　写真 7

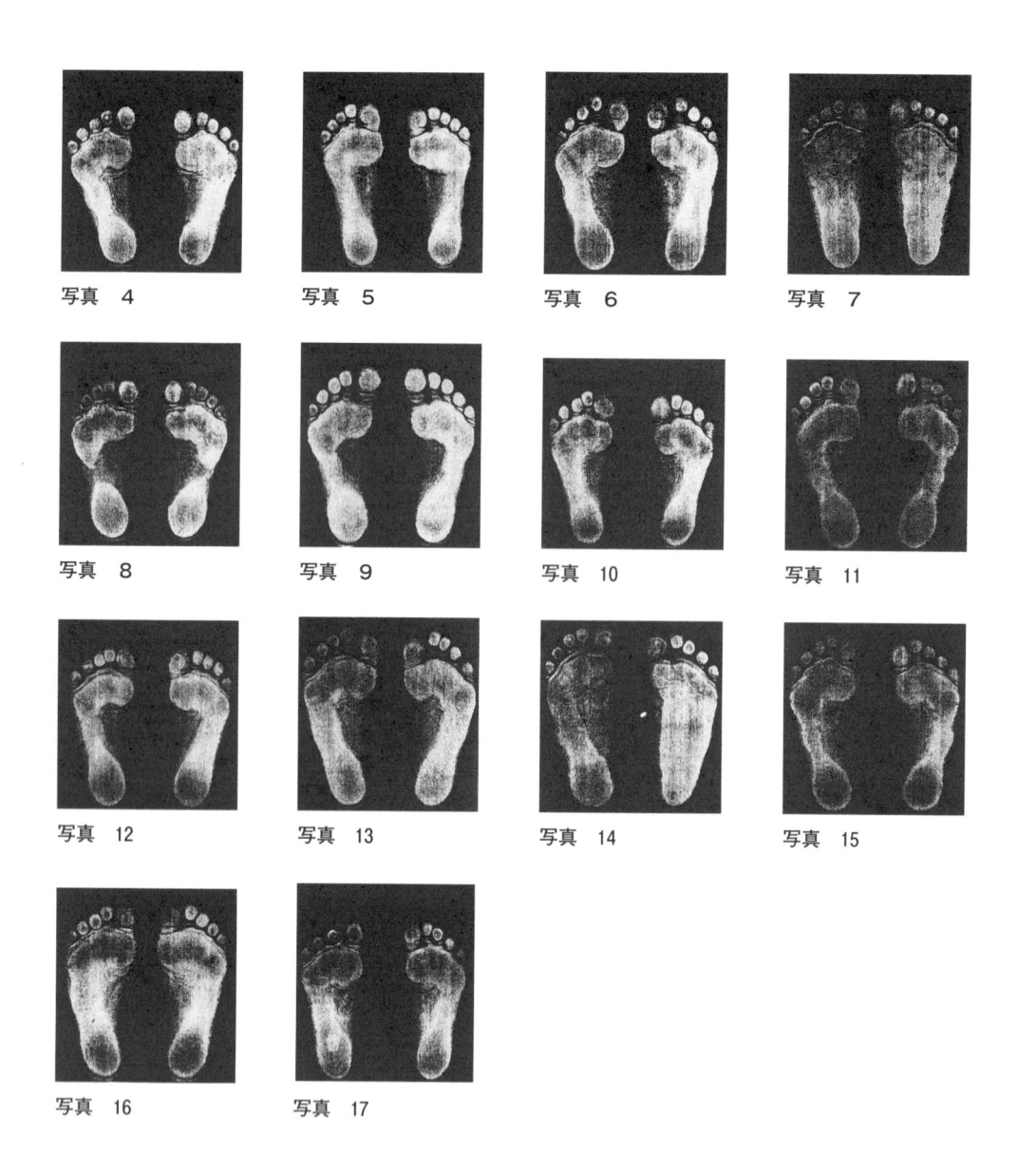

写真 8　　　　　写真 9　　　　　写真 10　　　　写真 11

写真 12　　　　写真 13　　　　写真 14　　　　写真 15

写真 16　　　　写真 17

　もちろん，そういった将来的な問題を回避しようと，今，教育現場などでも様々な方策がとられ，子どもを守ろうとしている。保育園や幼稚園でも盛んに裸足教育という言葉が使われて，足の健康はもとより身体によい，と園児を裸足で遊ばせたりもしている。しかし足に関して言えば，残念なことに，都会の子ども達の多くの裸足生活は，その段階でほぼ終わってしまう。また，その裸足教育にしても，4，5歳の時の裸足生活の長期的成果，効果については，まだ完全に研究されてはいない。それ以前に，つい何年か前まで子どもの足のデータは，その成長の経緯すら系統だてた研究がなされていない。何かしようにもまだほとんど何も判っていない，というのが現実である。

　日本人が「靴」という文化に触れてから100余年。靴そのものは，外国製品に比べなんら遜色なくなったようだが，生身の足の問題解決は，まだそのとば口に立ったばかりである。科学的にも医学的にも，足と靴との軋轢をなくす技術を早く確立し，まず子どもの足

から対処していかないと，事態がさらに深刻になっていく可能性が大きいと思う。

　本稿では，非常に駆け足で，子どもの足の現状と問題点をみてきたが，これは子ども自身だけの問題ではなく，当然，親にも多いに学び，理解していただきたい事柄である。何年も後のことのような気で放っておくと，いずれ苦しむのは子どもになる。

第3章　生活環境と健康

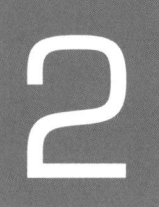

2 食と健康

1 食中毒

　食中毒とは一般に，病原微生物や有害な化学物質あるいは有毒な成分を含む食品や飲料水を摂取した結果起こる，急性の健康障害（下痢，腹痛，頭痛，発熱，嘔吐など）をいう。

　食中毒は一般に，表1のように分類される。

　化学物質によっては，アレルギー症状を示すものもある。

　感染型は，食品とともに摂取された病原細菌が腸管内で増殖し，腸管上皮細胞などに菌が侵入したり，腸管内で菌が産生する毒素により発症する。

　毒素型は，食品内で病原細菌が大量に増殖する際に産生された毒素を摂取することにより発生する。

表1　一般的な食中毒の分類と主な食中毒原因物質

細菌性食中毒	感染型	サルモネラ、毒素原性以外の下痢性大腸菌、ビブリオ菌、カンピロバクター
	毒素型	黄色ブドウ球菌、ボツリヌス菌
	中間型	腸管毒素原性大腸菌、ウエルシュ菌
ウイルスによる食中毒		ノロウイルス、ロタウイルス
自然毒による食中毒	植物毒	毒キノコ、ジャガイモの芽、かび毒、
	動物毒	フグ毒、貝毒
化学物質による食中毒		広く化学物質

2 食中毒の発生状況

　食中毒の発生件数は，表2に示すように平成9年以降に限れば1500件から3000件で推移している。平成8年は患者数，死者数も多いが，この年はO157が猛威をふるった年である。

　図1に示すように，食中毒全体の中では細菌性食中毒による発生が最も多い。

　食中毒は一般に1万から10万個以上に増殖した病原菌を摂取することによって発症するが，O157やカンピロバクター，サルモネラは，赤痢と同様に1000個以下の少量でも発症する。

　細菌性食中毒は，気温が高くなる6月から10月にかけての夏季に多く発生する。

表2　食中毒発生状況

年次	事件数	患者数	死者数	年次	事件数	患者数	死者数
昭和56	1,108	30,027	13	6	830	35,735	2
57	923	35,536	12	7	699	26,325	5
58	1,095	37,023	13	8	1,217	46,327	15
59	1,047	33,084	21	9	1,960	39,989	8
60	1,177	44,102	12	10	3,010	46,179	9
61	899	35,556	7	11	2,697	35,214	7
62	840	25,368	5	12	2,247	43,307	4
63	724	41,439	8	13	1,928	25,862	4
平成元	927	36,479	10	14	1,850	27,629	18
2	926	37,561	5	15	1,585	29,355	6
3	782	39,745	6	16	1,666	28,175	5
4	557	29,790	6	17	1,545	27,019	7
5	550	25,702	10				

(資料：厚生労働省「食中毒統計調査」)

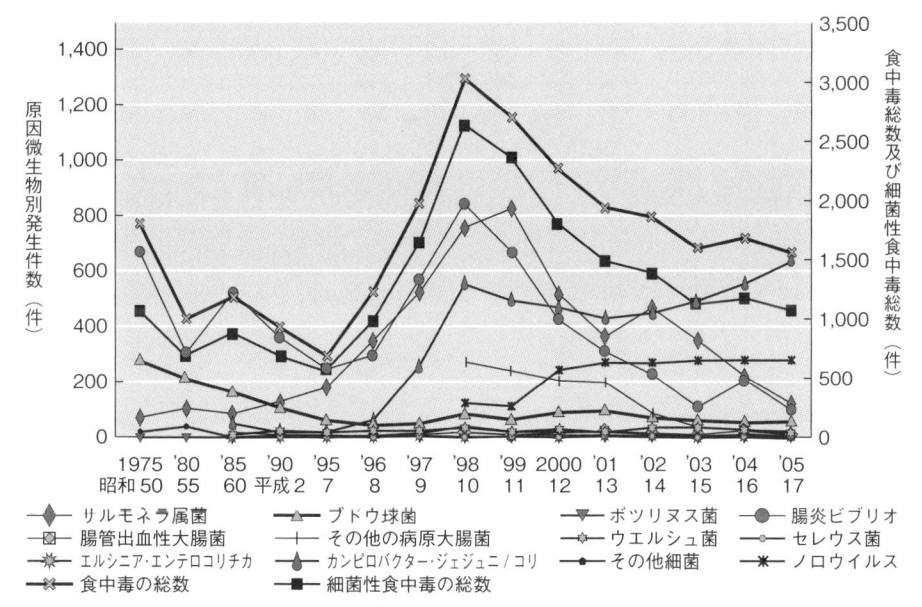

図1　微生物による食中毒発生件数の年次推移
　　（資料：厚生労働省「食中毒統計調査」）

3　主な細菌性食中毒の特徴

　細菌性食中毒の中でも，感染型食中毒は比較的潜伏期が長く，毒素型食中毒は比較的潜伏期が短いなどの特徴がある。また，感染型食中毒は発熱や下痢などが主症状として現れる（表3）。

4　細菌性食中毒の発生要因

　細菌性食中毒の発生要因は，①食品が病原菌で汚染を受けること，②食品の加工や調理

表3 主な細菌性食中毒

	菌　名	潜伏時間（通常）	主症状	主な分布
感染型	サルモネラ	6〜48時間（12〜24時間）	発熱，下痢，腹痛，嘔気	家畜，家禽，ペット，魚介類，食肉，卵
	カンピロバクター	1〜7日（2〜3日）	下痢，腹痛，発熱，嘔気	家畜，家禽，ペット，食肉
	ウェルシュ菌	4〜22時間（8〜12時間）	下痢，腹痛	家畜，家禽，ペット，土壌，魚介類，食肉
	病原大腸菌 O157	2〜10日（4〜5日）	腹痛，下血，水様下痢，HUS（溶血性尿毒症性症候群）	家畜特に牛，食肉
	その他の病原大腸菌	6〜72時間	下痢，腹痛，発熱，嘔気	ヒト，家畜，ペット，食肉，魚介類，カキ，井戸水，河川
	腸炎ビブリオ	4〜48時間（12〜18時間）	腹痛，下痢，発熱，嘔気，嘔吐	海水，海泥，魚介類
毒素型	黄色ブドウ球菌	2〜6時間（3時間）	嘔気，嘔吐，腹痛，下痢	ヒト（鼻前庭，手指，頭髪など）化膿巣，動物，食品
	セレウス菌	1〜5時間（2〜3時間）	嘔気，嘔吐，腹痛	土壌，穀類，豆類，麺類
	ボツリヌス菌	12〜96時間（18〜36時間）	複視，嚥下困難，失声，呼吸困難など	土壌，魚介類，動物　いずし

セレウス菌食中毒には感染型食中毒に分類されるものもある。

などの処理でも病原菌が生存すること，③食品内で病原菌が増殖し，感染に必要な菌数となることによる。

❶病原細菌による食材の病原菌汚染

　食中毒を起こす病原菌は生活環境に広く分布しているが，それぞれの病原菌により生息場所がある程度限定されている。

　サルモネラやカンピロバクターは家畜や家禽の腸管内に高く保菌され，と場や食鳥処理場でこれらの動物が解体される過程で食肉を汚染する。市販されている生鶏肉の約10％にサルモネラ汚染があり，カンピロバクターは20〜30％の汚染が知られている。また，ニワトリがサルモネラを保菌しているために，鶏卵もサルモネラで汚染を受けている。

　病原大腸菌 O157は，ウシが保菌していることから牛肉や臓器に汚染がみられる。

　ウェルシュ菌は土壌細菌であるが，家畜や家禽の腸管にも生息しており，生食肉がウェルシュ菌で高率に汚染されている。また，海泥にも分布するので魚介類もウェルシュ菌による汚染が高い。

　腸炎ビブリオは海に生息するので，夏季に捕獲される魚介類に分布する。

　ブドウ球菌は分布の広い細菌で，ヒトやあらゆる動物の体表，腸管内あるいはヒトの手指や鼻にみられる。さらに化膿を起こす病原菌であるので，化膿巣や傷口には大量のブドウ球菌がみられる。

　さらに，食材やヒトが持っている病原菌が，調理の過程で，調理済みの食品を汚染することもある。まな板，包丁，バット，ザルなどの調理器具からの汚染や調理者の手指，エプロン，手袋などからの汚染である。

衛生動物といわれる，ネズミ，ゴキブリなどにも，食中毒菌が存在する。

❷病原菌の生存

一般に病原菌は熱に弱く，中心温度が75℃以上に加熱された食品では病原菌は死滅するが，集団給食などでは短時間に大量の食品を調理しなければならず，十分に加熱されない危険性があり，病原菌が生存することがある。

ウェルシュとセレウス菌の場合は熱抵抗性の芽胞を形成するので，通常の加熱調理では菌が死滅しない。特にウエルシュ菌の芽胞は100℃，1～4時間の加熱でも生存する特性がある。

食品内で病原菌が生存するには，PH，水分活性，添加物，包装，共存細菌などが相互に影響する。

❸病原菌の増殖

食品内の病原菌は，一般に8℃以下では増殖がきわめて遅い。15℃で徐々に増殖し，20℃では増殖速度が早くなり，25℃以上では急速に増殖し，短時間で食中毒を起こすのに必要な菌量になる。食中毒菌の増殖域は8～50℃である。

サルモネラ，ブドウ球菌，病原大腸菌，セレウス菌は通常のあらゆる食品で増殖するが，腸炎ビブリオは魚介類や食塩が含まれるキュウリの塩もみなどの特定な食品で増殖する。ウェルシュ菌は酸素が殆ど含まれない嫌気食品（スープ，肉の煮付け，魚の煮付け，スコッチエッグなど）でなければ増殖しない。カンピロバクターは微量の酸素を要求するし，30℃以上でなければ増殖しないことから，日常の調理食品中では増殖しないと考えられる。

ただし，病原大腸菌O157やカンピロバクターあるいはサルモネラは100～1000程度の少量菌で発症することから，必ずしも食品中で菌の増殖は必要でない。

5 細菌性食中毒の予防

細菌性食中毒の予防は，①病原細菌を付けない，②加熱や消毒により死滅させる，③低温環境下に保存したり，速やかに食するなどして増やさないことである（表4）。

表4 日常生活で気を付ける食中毒予防のポイント

食品の購入	生鮮食品は新鮮なものを。消費期限などの表示を確認して。肉汁や魚の水分が漏れないよう。冷凍品や冷蔵品は最後に購入し，早く持ち帰る。
家庭での保存	すぐに冷凍や冷蔵。冷蔵庫に入れる量は7割程度。他の食品に肉汁などをかけない。冷蔵庫は8℃以下，冷凍庫は-18℃以下。
下準備	キッチン用品をよく洗い，熱湯または塩素系漂白剤で消毒する。生の肉・魚に使った器具を生食食品や調理の終わった食品には使わない。野菜はよく洗う。解凍は1回分だけを冷蔵庫や電子レンジの中で（室温解凍しない）。井戸水の水質に注意。
調理	中心部までの75℃1分間の十分な加熱。
食事	清潔な手，器具，食器。温かく食べる料理は常に温かく（65℃以上），冷やして食べる食品は常に冷たく（10℃以下）する。調理前・後の食品を室温で長い時間放置しない。
残った食品	きれいな容器に保存する。冷蔵する場合は浅い容器に小分けして。温め直しは75℃を目安。時間が経った食品は捨てる。

6 近年注目される食中毒

❶サルモネラ食中毒

サルモネラ食中毒の原因菌の代表は *Salmonella Typhimurium* と *Salmonella Enteritidis* である。牛，羊，豚，鶏，七面鳥など動物の腸管内を住処としており，食肉や卵を原因として食中毒を起こす。1万個以上の大量の細菌数で感染するが，乳幼児ではO157と同じように100個程度の少量でも感染する。4時間から4日間の潜伏期の後に発病する。主症状は水様性下痢，腹痛，発熱，嘔気，頭痛で，特に38℃以上の熱が出ることがある。古くから知られていた食中毒である。以前は *Salmonella Typhimurium* が主流であったが，近年 *Salmonella Enteritidis* が取って代わっている。

鶏肉や卵などが原因食となる。

❷腸管出血性大腸菌食中毒

O157は，ベロ細胞（アフリカミドリザルの腎臓細胞）など各種の培養細胞を殺す強烈な毒素を産生し，この毒素をベロ毒素（VT：Verocytotoxin）と呼ぶ。したがって，腸管出血性大腸菌はベロ毒素産生性大腸菌とも称する。本毒素は免疫学的や遺伝子学的な相違から，大きくVT1とVT2の2種類に分類する。

VT1は志賀赤痢菌の産生する志賀毒素とほぼ同じ毒素である。VT2は志賀毒素やVT1の抗血清により中和できないが，これらの毒素にきわめて類似する。したがって，ベロ毒素は志賀毒素類似毒素（Sm：Shiga Like Toxin），あるいは最近米国の研究者を中心にこれらの毒素を総称して，志賀毒素（Stx）とすることが提案されている。ベロ毒素が下痢を起こしたり，腎臓や脳障害に関わる病原因子である。ベロ毒素を産生する腸管出血性大腸菌 O157：H7，O157：H－，O26：H－，O26：H11，O111：H－，O128：H－，O145：H－など100種以上の血清型が知られている。この中でもO157による食中毒や下痢症状が圧倒的に多い。

ア．潜伏時間と症状

腸管出血性大腸菌による食中毒の潜伏時間は長く，2〜7日，平均4〜5日前後である。

腸管出血性大腸菌 O157患者は，激烈な腹痛で始まり数時間後に水様下痢を起こす。1〜2日後に血性下痢（下血）がみられる。血性下痢，水様下痢，腹痛，嘔吐が主要症状，38℃以上の発熱はまれである。赤痢のような粘液は殆ど見られない。血性下痢は殆どが血液で，糞便を含まないことがある。

イ．溶血性尿毒症性症候群（HUS）

腸管出血性大腸菌 O157食中毒の恐ろしさは，下痢症状に加えて一部の患者は腸炎症状以外に溶血性尿毒症性症候群（HUS）を併発することである。HUSとは，赤血球の破壊による溶血貧血，血小板減少および急性腎不全を主症状とする症候群である。一般に乳幼児や学童に多発し，重篤な疾患で死亡率が高い。O157食中毒で死亡する場合，殆どがHUSのためである。

O157が発見された1982年頃の流行例では，HUSによる死亡率が20％を上回ることもま

れではなかった。しかし、現在は適切な治療により死亡率は著しく減少してきた。HUSに類似した血栓性血小板減少性紫斑病を併発することもある。

❸ノロウイルスによる食中毒

ある種のウイルスが乳児下痢症に関与することが古くから疑われていたが、特異的なウイルスが検出できなかったために長い間不明のままであった。1968年に米国オハイオ州ノーウォーク市の小学校で発生した集団胃腸炎の原因物質の究明の際に、これまで知られていない新しいウイルスが電子顕微鏡によってとらえられた。小型の球形ウイルスでノーウォークウイルスと名づけられた。人体感染実験からこのウイルスが下痢症を起こすことも証明された。

その後、このウイルス群は小型球形ウイルス（SRSV）と名づけられ、米国、英国、オーストラリアなど世界各地で発生がみられ、近年その発生例が増加してきた。食品や水を介して集団発生することから諸外国では食中毒の病原体として重要視されている。わが国でもここ数年このウイルスによる集団例が激増しており、食中毒として行政対応することになった。現在はノロウイルスと呼ばれる。

ノロウイルスは、ウイルス粒子の大きさが極めて小さく、インフルエンザウイルスの約5分の1の大きさである。

ア．潜伏時間と症状

ノロウイルスは乳幼児に限らず成人、老人も感染する。潜伏時間は2～70時間（平均36～40時間）、発症期間が12～60時間で、予後は良好である。最も特徴ある症状は嘔気と嘔吐および水様性下痢である。殆どの患者が嘔吐や嘔気を訴える。その他、腹痛、発熱、悪寒、倦怠感などもみられる。発熱は約半数が37℃～38℃台が40％であり、39℃以上の高熱は殆どみられない。下痢は殆どが水様性ないし軟便で、血便はまれ。ノロウイルス感染後に免疫が得られ再感染が防止されるが、免疫の持続期間は数ヶ月で長くはない。

イ．原因食品

ノロウイルスによる集団例の調査から、約7割が生カキや酢カキを原因食品とし、"カキの食中毒"として知られている。また、カキフライ、カキ鍋、カキグラタンなど加熱したカキにもみられる。カキ以外にあさりの和え物、シジミの醤油漬け、シジミの味噌汁など二枚貝によるものがある。その他、仕出し弁当屋や給食があるが、汚染原因食材については明らかでない。

英国や英国の発生例では、原因食品は二枚貝が主体であり、その他にサラダ、生クリーム、ハム、サンドイッチ、メロン、コンソメスープなどである。

ウ．感染源と感染経路

ノロウイルスの感染源や感染経路についてはまだ解明されていないことが多いが、ノロウイルスに感染している患者と保菌者が最も重要な感染源である。ウイルスは主に糞便中に排泄される。また、吐物からもノロウイルスが見つかっている。10～100個の少量のウイルスで発症すると考えられる。

①カキなどの貝類による感染：汚水により汚染された貝類が重要。貝類のなかでウイ

ルスが増殖するより，むしろウイルスが二枚貝の中で濃縮される。

②水からの感染：汚水で汚染を受けた井戸水や湧き水あるいは氷が原因。

③保菌者→食品→ヒトへの感染：調理従事者が感染者あるいは保菌者であって，サラダなどの食品がウイルス汚染を受ける。

④ヒトからヒトへの感染：患者や保菌者の糞便あるいは吐物がエアゾル状になり二次感染を起こす。また，手指を介する感染も考えられる。

エ．感染予防

・貝類などはウイルスが死滅するまで十分に加熱（85℃，1分間）。

・二次感染防止には手洗いの励行やうがいおよびマスクの着用。

・調理従事者が冬季に嘔吐や下痢などを呈した際には，ノロウイルス感染を想定し，マスクの着用を厳守。

[参考文献]
1）坂崎利一編：新訂食水系感染症と細菌性食中毒，中央法規出版，2000
2）厚生労働省：食中毒・食品監視関連情報
3）「病原性大腸菌の究明と抗菌性治療薬」，薬局，44巻7号，1993

第3章　生活環境と健康

3 住と健康

1 空気中の有害物質

　ヒトの生活環境には有形無形の様々な化学物質が取り巻いている。私たちはそれらを体内に取り入れながら生活をしている。人体が摂取する全物質量の割合を図1に示す。これによると，空気からの物質摂取がいかに大きいかが理解できる。

　したがって，空気中の化学物質は目に見えないものが多いが，もしそれらが有害物質であるとしたら，たとえ少量でも人体に重大な健康影響を与えることがある。

　私たちの周りを取り巻く有害物質には，図2に示すようなものがある。

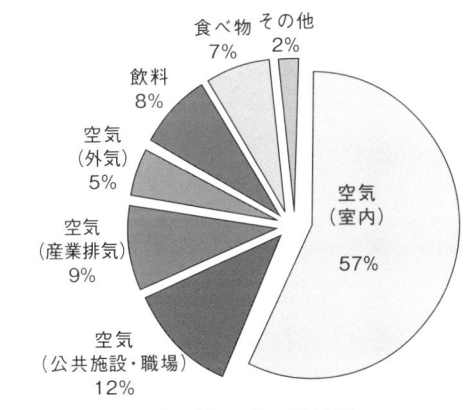

図1　人体の全物質摂取量（重量比）
（日本学校薬剤師会編：健康・学校環境衛生教本Ⅰ，薬事日報社，2003）

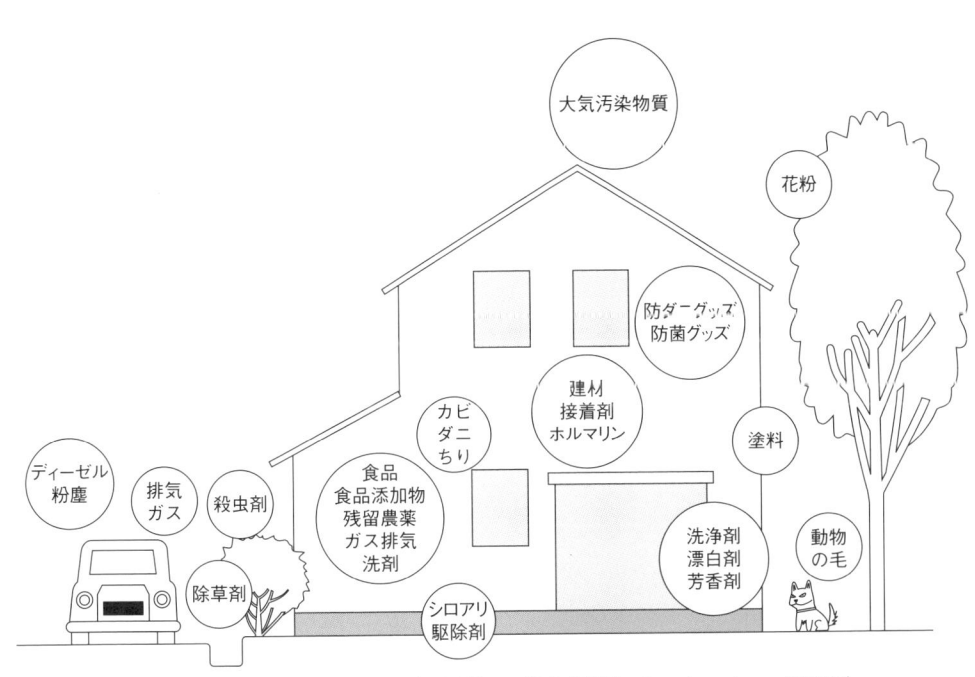

食べ物 7%　その他 2%
飲料 8%
空気（外気）5%
空気（産業排気）9%
空気（公共施設・職場）12%
空気（室内）57%

図2　生活環境における化学物質の発生源（石川哲ら：通商産業省パンフレット，一部改変）

大気汚染物質／花粉／防ダニグッズ防菌グッズ／建材接着剤ホルマリン／塗料／ディーゼル粉塵／排気ガス／殺虫剤／除草剤／食品食品添加物残留農薬ガス排気洗剤／カビダニちり／シロアリ駆除剤／洗浄剤漂白剤芳香剤／動物の毛

2 シックハウス症候群（シックハウスシンドローム）

1973年の第一次石油ショック以降，省エネルギー指向が進み，欧米諸国の大規模なビルではビル内の換気量を従来の1/3以下に引き下げたため，そこで働く人たちにめまいや頭痛，吐き気，倦怠感などの訴えが多発した。これらは，室内空気の汚染により発生するとされたため，シックビル症候群と呼ばれた（表1）。

表1　シックビル症候群の定義

(1) そのビルの住居者の20%以上が不快感に基づく症状の訴えを申し出る。
(2) それらの症状の原因（因果関係）は，必ずしも明確ではない。
(3) それらの症状のほとんどはそのビルを離れると解消する。

わが国では，幸いにも換気量を低減しなかったため，この様な現象が問題となることはなかったが，一般の家庭やビルなどでも起こる可能性があることから，厚生労働省の研究会では「住宅の高気密化や化学物質を放散する建材や内装材の使用等により，新築・改築後の住宅や集合住宅に居住することで，居住者に様々な体調不良が起きている。症状が多様で，症状の発生を含め未解明の部分が多く，また様々な複合要因が考えられることから，『シックハウス症候群』とよばれる。」（厚生労働省「シックハウス（室内空気汚染）問題に関する検討会」）としている。

したがって，わが国では，「シックハウスシンドローム」という用語が知られているが，欧米では「シックビルディングシンドローム」と呼ばれている。

シックハウス症候群に関し，2002年に国民生活センターに相談があった件数と発生源は，表2のようである。また，シックハウス症候群の発生部位と症状は，表3のようである。

❶シックハウス症候群の発生

シックハウス症候群は医学的に確立した単一の疾病というよりも，「居住者の健康を維持するという観点から問題のある住宅において見られる健康障害の総称」を意味しており，シックハウス症候群と呼ばれるものには，中毒とアレルギー及び化学物質過敏症がある。

化学物質が生体に及ぼす影響には，これまで，中毒とアレルギー（免疫毒性）の２つの機序があると考えられてきた。これに対し，近年，微量化学物質暴露により，従来の毒性

表2　相談があった件数と化学物質の発生源（2002年）

分類		内訳件数
住宅関連 1,120件	戸建住宅　613件	
	集合住宅　387件	
	その他　　120件	住宅構成材（畳・壁紙）52件、内装工事など
家具類や害虫駆除関連など 450件	家具・寝具類144件	ベッド30件，食器戸棚24件，タンス23件，学習机14件，ソファー10件など
	害虫駆除関連136件	シロアリ駆除118件など
	防虫殺虫用品　72件	くん蒸剤23件やエアゾール殺虫剤14件など
	衣類防虫材　　38件	衣類防虫剤11件，パラジクロルベンゼン10件など
	室内装備品　　24件	じゅうたんなどの敷物17件，カーテン４件など
	その他　　　　36件	

（国民生活センター，2002）

表3 シックハウス危害内容・部位

症状	「家や部屋に入ると刺激臭（異臭）で体調が悪い」「吐き気がする」「気分が悪い」「目がチカチカする」「のどが痛い」「頭痛がする」「胸が圧迫される」「めまいがする」「咳が出て夜も眠れない」
部位	全身　　29.1% 鼻・咽頭　16.9% 目　　　15.8% 頭部　　14.4% 気道　　　6.2%

（国民生活センター，2002.12）

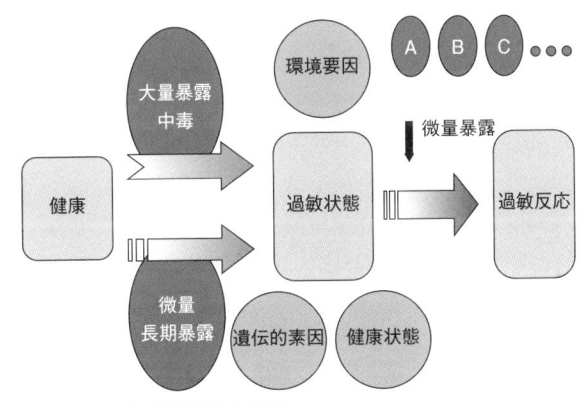

図3　化学物質過敏症の発症

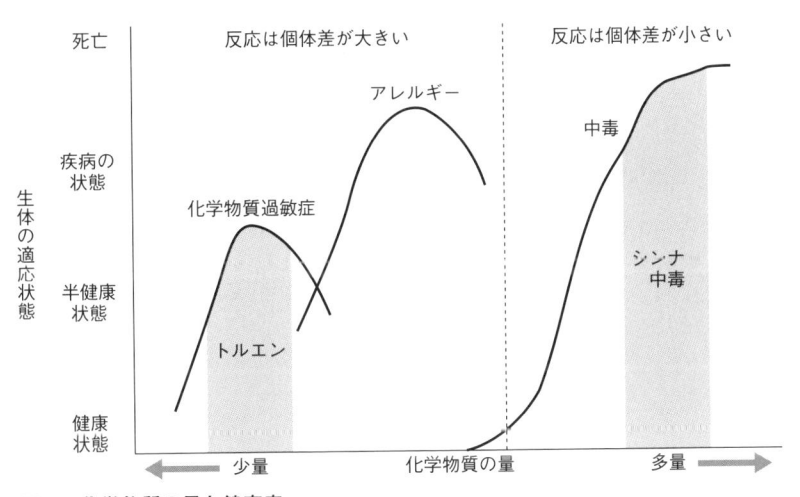

図4　化学物質の量と健康度

学の概念では説明不可能な機序によって生じる健康障害の病態が存在する可能性が指摘されてきた。これには様々な概念及び名称が提唱されているものの，国際的には「MCS」（Multiple Chemical Sensitivity：多種化学物質過敏状態）の名称が，また，わが国では「化学物質過敏症」の名称が一般に使用されている（図3）。

図4に示すように，中毒は比較的多量の化学物質で起こるが，アレルギーは，微量でも発症する。化学物質過敏症はさらに微量で発症する。アレルギーや化学物質過敏症は個体

表4 室内化学物質の健康影響と指針値[3]

揮発性有機化合物	毒性指標	室内濃度指針値 $\mu g/m^3$ (ppm)
ホルムアルデヒド	鼻咽頭粘膜への刺激	100 (0.08)
トルエン	神経行動機能，生殖発生	260 (0.07)
キシレン	出生児の中枢神経系発達への影響	870 (0.20)
パラジクロロベンゼン	出生時の中枢神経系の発達	240 (0.04)
エチルベンゼン	肝臓及び腎臓等への影響	3800 (0.88)
スチレン	脳や肝臓への影響	220 (0.05)
クロルピリホス	神経発達，脳の形態学的影響	0.1 (0.07)
フタル酸ジ-n-ブチル	生殖器構造の異常発達	220 (0.02)
テトラデカン	肝臓への影響	330 (0.04)
フタル酸ジ-2-エチルヘキシル	精巣への病理組織学的影響	120 (7.6)
ダイアジノン	血漿及び赤血球コリンエステラーゼ活性への影響	0.29 (0.02)
アセトアルデヒド	目，呼吸器刺激，肺水腫のおそれ	48 (0.03)
フェノカルブ	コリンエステラーゼ阻害	33 (3.8ppb)
TVOC		400

差が大きいのも特徴である。

❷シックハウス症候群の原因物質[4]

シックハウス症候群の主な原因物質として，建材や内装材などから放散されるホルムアルデヒドや，トルエンをはじめとする揮発性有機化合物が挙げられている（表4）。

ホルムアルデヒドは，高濃度での暴露を受けた場合に，粘膜刺激などの健康障害を引き起こし，トルエンなどの有機溶剤は，高濃度暴露により，頭痛やめまい，さらには意識障害といった中枢神経障害を起こす。

ホルムアルデヒドは，0.08ppmという建築物衛生関係法令上の基準値が定められている。これは，環境衛生上良好な状態を維持するという観点から定められた基準であり，基準値をわずかに上回った濃度の暴露を受けたとしても直ちに影響が生じることはないと考えられる。しかし，アトピー性皮膚炎や気管支喘息をはじめとするアレルギー関連疾患の既往等があり，皮膚・粘膜の防御機能に障害がある者では，当該基準値を上回る濃度での暴露が持続した場合，皮膚や粘膜の症状が増悪するおそれがある。

防蟻剤として使用されてきたクロルピリホスは，これを使用するシロアリ駆除従事者への健康影響を示唆する報告があり，気密性の高い住宅でこれを使用し比較的高濃度での暴露が持続した場合，特に感受性の高い居住者に健康影響が生じる可能性は否定できないため，建築基準法関連法令により，建材としてのホルムアルデヒドの使用が規制されるとともに，クロルピリホスの使用が禁止されている。

❸化学物質以外の環境因子の関与[4]

皮膚・粘膜刺激症状や不定愁訴を誘発する要因は必ずしも化学物質だけではない。皮膚・粘膜刺激症状はアレルギー疾患や感染症などの患者でも高頻度に認められる症状であり，また，温度，湿度及び気流等の温熱環境因子が増悪因子となりうる。

表5　内装仕上げに関するホルムアルデヒド発散建築材料の使用制限

建築材料の区分	ホルムアルデヒドの発散	JIS，JASなどの表示記号	内装仕上げの制限
建築基準法の規制対象外	少ない　放散速度　$5\mu g/m^3 h$ 以下	F☆☆☆☆	制限なしに使える
第3種ホルムアルデヒド発散建築材料	$5\mu g/m^3 h$ 〜$20\mu g/m^3 h$	F☆☆☆	使用面積が制限される（F☆☆☆の場合，床面積の2倍まで）
第2種ホルムアルデヒド発散建築材料	$20\mu g/m^3 h$ 〜$120\mu g/m^3 h$	F☆☆	
第1種ホルムアルデヒド発散建築材料	多い　$120\mu g/m^3 h$ 超	旧E_2，F_{c2}又は表示なし	使用禁止

※1 規制対象となる建材は次の通りで，これらには，原則としてJIS，JAS又は国土交通大臣認定による等級付けが必要となる。木質建材（合板，木質フローリング，パーティクルボード，MDFなど），壁紙，ホルムアルデヒドを含む断熱材，接着剤，仕上塗剤など。
※2 μg（マイクログラム）：100万分の1gの重さ。放射速度 $1\mu g/m^3 h$ は建材 $1m^2$ につき1時間当たり $1\mu g$ の化学物質が発散されることをいう。
※3 建築物の部分に使用して5年経過したものについては，制限なし。
※4 JASでは，F☆☆☆☆のほかに「非ホルムアルデヒド系接着剤使用」などの表示記号もある。

居室の種類	換気回数
住宅等の居室	0.5回／h以上
上記以外の居室	0.3回／h以上

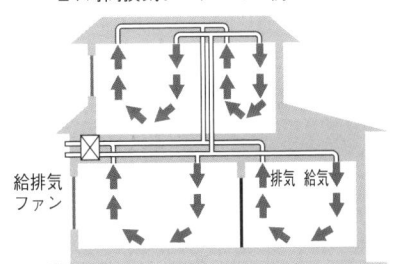

24時間換気システムの一例

※ホルムアルデヒドを発散する建材を使用しない場合でも、家具からの発散があるため、原則として全ての建築物に機械換気設備の設置を義務付ける。例えば住宅の場合、換気回数0.5回／h以上の機械換気設備（いわゆる24時間換気システムなど）の設備が必要となる。

図5　改正建築基準法に基づくシックハウス対策の一例（換気設備設置の義務付け）

　また，全身倦怠，めまい，頭痛・頭重などの不定愁訴は，各種疾患により生じるほか，温熱環境因子，生物因子（感染症），照度，騒音及び振動等の様々な物理的環境因子，精神的ストレスなどが発症・増悪に関連する。

❹化学物質の規制

　建築基準法関連法令により，住宅など居室を有する建築物には，クロルピリホスを添加した建材の使用を禁止している。また，ホルムアルデヒドに関しては，居室の種類及び換気回数に応じて，内装仕上げに使用するホルムアルデヒドを発散する建材の面積制限を行っている（表5）。ホルムアルデヒドを発散する建材を使用しない場合でも，家具からの発散があるため，原則として全ての建築物に機械換気設備の設置を義務付けている（図5）。さらに，天井裏等は，下地材をホルムアルデヒドの発散の少ない建材とするか，機械換気設備を天井裏等も換気できる構造とすることとしている。

[参考文献]

1) 田邊新一：健康・学校環境衛生教本Ⅰ，日本学校薬剤師会編，薬事日報社，2003
2) 石川哲ら：通商産業省パンフレット
3) 厚生労働省：シックハウス（室内空気汚染）問題に関する検討会中間報告書（平成12年1月22日）
4) 厚生労働省：「室内空気質健康影響研究会報告書：～シックハウス症候群に関する医学的知見の整理～」の公表について（平成16年2月27日）

4 生態学と健康

1 生態学というもの

　今風に書くと，カタカナで「エコロジー」の方がなじみかも知れない生態学（ecology）は，最近，大気汚染や水質汚染のような環境問題と絡み，とみに有名になった学問である。

　生態学は，1869年にドイツの生物学者エルンスト・ヘッケル（Ernst Haeckel）が提唱したとされ，学問的には比較的新しい分野であるが，そのもととなる考え方はかなり古くから存在していた。ギリシャ時代の哲学者ヒポクラテスらが，気候や風土といった自分たちの住んでいる環境と疫病を関連づけてみようとしたことからはじまっている，といわれる。ちなみにエコロジーの語源は，ギリシャ語の「家」を意味する oikos（オイコス＝eco, economy：経済の eco も同じ意味である）に，「学問」を意味する logy をつけたもので，すなわち，生物の棲家にかかわる学問ということになる。

　また，生態学と同じようなスタンスで目的に取り組み，同じような手法で問題点を解明しようとする学問が，予防医学のなかで伝染病対策のために発展してきた学問，「疫学」（epidemiology）である。当初，対伝染病用であったことから流行病学や疫病学とも訳されるこの学問は，伝染病の発生要因を周囲の状況から割り出し，その要因を絶つことで，病気の発生，伝搬を防ぐことを目的としている。その手段として用いられてきた調査の手法は，現在の種々の社会調査法の元となっている。

　さて，生態学とは一言でいえば，生物とその環境の交互作用の研究，ということになる。ここで重要なのは，「生物と環境が交互に作用しあう」ところに注目することである。研究の目的や方法にもよるが，現実の現象をとらえようとするならば，いずれかの一方通行ははばかりえないことである。

　生態学の方法では，もっとも基礎的な了解事項として，生物の組織水準をもっぱら，個体，個体群，生物群集の3つに分けて考える。ある生物種の1個体とその集団の個体群，さらに各種の生物の集団の生物群集，という具合である。そして，ここにもそれぞれの生態学が存在する。上記の3つの組織水準をそれぞれのレベルでその環境との関係を扱う個生態学，個体群生態学，そして群集生態学である。ただし，個体が単に集合しても個体群とはならない。個体群の定義としては，集団としてまとまっているその群内において再生産（生殖）が続けられている場合をいう。研究を行う際に，ここにも注意を払う必要がある。また，これは後述もするが，ある場における生物群集と自然環境の作り出している相

互関係を生態の系と認識すると，生態系生態学として区別できる。

地球上のすべての生物種には，それぞれに固有の生態（その生物種独特の生き方や環境とのかかわり）がある。いうなれば十人十色，十種十様の生態があるわけだが，その上に学問としてこれをとらえ，その仕組みを解明しようとするそれぞれの生態学がある。動物の生態の解明を目的とすれば動物生態学であり，植物を目的とするならば植物生態学である。もちろん，人類について研究しようとすれば人類生態学ということなるが，今日のように人間の数が増加し，地球上のほとんどすべての場所に人間の影響が及んでいるような条件下では，動物生態学においても，植物生態学においても，人間の活動を無視できない。とりわけ，生物群集，生態系の研究ということになると，それぞれの生態学専門家も，自分のテリトリーのみを固守するわけにいかなくなる。

さらに最近では，研究対象を生物ではなく社会システムとした，社会生態学などというものもある。これはすなわち，現代の人間の生活行動なり，それに伴う生産行動，消費行動など文化活動そのものが，自らの生態に対し，より影響が大となってきたということである。日進月歩といわれる近年の科学技術の進歩や，それに伴う社会システムの変化，さらにそこから派生する人間の精神的な変化（イデオロギー，価値基準など）は，何年か前と比較しても，変化の度合いが急激であることもあり，今後の生態学を，より複雑に絡み合わせることになる。

2 人類（人間）の生態学

植物中心の生態学が「植物生態学」、動物中心の生態学が「動物生態学」となるように，人間の生態を中心に考えるときは，「人類（人間）生態学」（human ecology）となる。

これは，ホモ・サピエンスとしての人間を中心に，社会活動，生活行動といった人間側の要素と，自然環境や社会・文化的環境といった環境側の要素のお互いのかかわりの仕組みを，解明しようとする学問である。さらに，人間とその環境が作り出しているシステムを明らかにして，その中で人間がいかに生きてきたか，また今後いかに生き残るかを検討しようとしている。ただしこの場合も，人間そのものを対象とするか，社会的存在としての人間に力点をおくかによって，その調査・観察の方法なりが異なってくることに注意したい。

人間の行動の形成は，個体の生まれ落ちた社会の中で進行する。その社会に特有の思考と行動様式を文化と呼ぶと，人間の行動は固有の文化の中で形成されるということになる。この特有の思考と行動の様式とは，その社会すなわち個体群が代を重ねて生存を続ける中で，環境との対応によって作り上げたもので，過去の文化的適応の集積というべきものである。個体の行動は，その文化的条件の中で習慣化，観察・模倣，学習などによって決定され，その社会に特有の様式に則るように受け継がれていく。これを社会化とか，文化化という。ただし，これは環境的背景が安定している場合の話で，もし環境が急変し，文化的機構が有効に機能しなくなってしまうと，その後の人間の行動は自らの生物学的機構により強く依存してくることになる。この辺の話は，映画などで近未来SFものによく

取り上げられている題材である。

　さて，人類生態学的にその人間集団をみるときの方法としては，環境条件を把握することとは別に，そこに暮らす人間について，その属性（性別，年齢，職業などの情報）を調べ上げる。このセンサス（census：辞書では国勢調査のように，公的機関の調査と訳される）は，おもにその地域の人口の変動を把握する目的で行う。

　実際のセンサス実施の際には，調査員が調査票をもって歩き回ることになるが，本来的に人類生態学的な調査においては，その土地の風土・風習なり，それに培われた人間性なりが非常に有用な情報となりえるので，対象の集団が小さければ，研究者本人が全員と接触することを勧めたい。しかし，実際問題として，もっと大きな集団を相手にしなければならないことも多々あるので，その際には，必要な情報について，それをみる眼を標準化させる必要が出てくる。データの取り方の規格化もしなければならないだろうし，聞き取り調査などでは調査員の質問のしかたを含めた言葉使いなども，一定に定めておく必要があろう。

　次に，センサスで調べた項目のうち，生業について，さらに詳しく調べ上げる。センサスによって具体的な人口変動の様子を把握し，生業を調べることによって，人口変動のメカニズムの部分にタッチしていくのである。

　生業とは，人々がそこで生活している手段であり，人々がいかなる活動によって生きていくために必要な資材を手に入れているか（生産活動），ということと，必要としている資材はいかなるものでありそれをどう用いているか（消費活動），という重要な情報を把握することになる。すなわち生業とは，後者を成り立たせるために行われる前者の活動を指している。

　以上のことを行うと，その土地の人口支持力をはじきだすことができる。人口支持力とは，その土地でどれくらいの数の人間が住めるか，ということである。必要な情報として，ある土地で一定の技術によって支えられている生業に人々が従事すると，どれだけのエネルギーが得られるか，また水や生活に必要な資材の入手はどうか，病気などに対する手段などはどうか，などの情報の他に，政治や経済の機構などを含む社会情勢も重要である。さらに，人々の価値観，イデオロギーといった抽象的な部分も問題となる。物質的な豊かさよりも精神的な充足が，人々をその土地に定住させる根拠となる場合も多いからである。

　人類生態学は，以上のように社会学や経済学はもとより，いまでは環境科学までも含め，社会の動き全体から人間に関わる諸問題を把握していく学問である。ゆえに，人類生態学では後述しているような，人間の日常生活から派生するさまざまな問題点を，そのつど条件にいれながら，シミュレートを繰り返していく必要がある。このアップデートの頻度は，対象とする人間集団が文化的であればあるほど，頻繁に行わなければならない。

3 現代の生活と生態学

❶公害問題とのかかわり

ここでは，現代生活環境とエコロジー問題について，考えてみよう。

主な題材は，我々の心身に影響を与える環境問題をとりあげる。

ここでまず思い浮かぶのは，なんといっても公害問題であろう。統計的にみると，とくに苦情件数の多いものとして，騒音，振動，悪臭，水質汚染，大気汚染，土壌汚染，地盤沈下といった公害があげられている。これらを総称して「典型七公害」と呼ぶこともある。公害の発生の型は，以前は都市型や農村型といった，地域特性が顕著にみられていたが（たとえば都市型の公害では騒音や大気汚染などが多く，農村型では水質汚染，悪臭などが多い），今では交通機関や流通機構の整備・拡充にともない，いわゆる都市化が広範囲にすすみ，両者の違いはあまり明確ではないようである（図1）。

もちろん公害の種類によって，我々に与える影響の質やその強さは，かなり異なる。一般的に，騒音や振動などの影響は，まず精神的なプレッシャーにはじまることが多い。そこから時間をかけて身体的（病理的）な病状を呈してくる。それに対し，水質や大気の汚染は，身体に直接悪影響を及ぼしやすい。すなわち，公害の種類によって，身体的な病理変化へのメカニズムが異なることになる。

この違いは，それぞれの公害への対策（補償問題も含め）をたてる場合に，もっとも現実的な問題点となる部分でもある。

たとえば，精神的なプレッシャーから身体への影響がはじまる「騒音」などは，常に苦情のトップにあげられている公害であるが，実際に身体的影響が現れるのにとても長い時

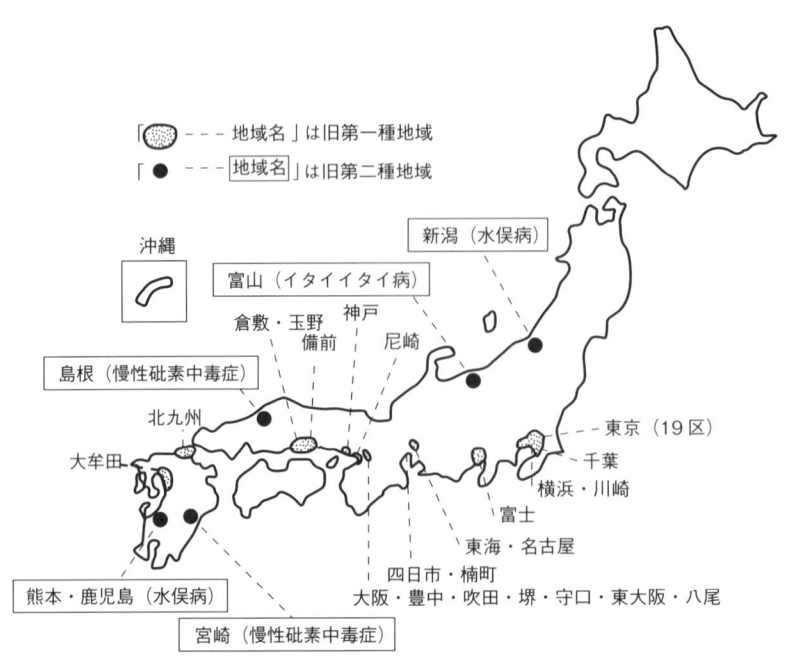

図1　公害健康被害の補償等に関する法律の指定地域及び指定疾病一覧
（厚生統計協会：国民衛生の動向，2005）

間（ともすれば数十年単位で）がかかるため，因果関係が必ずしも明確にならない場合が多い。このことが問題の解決を遅らせることになる。また，騒音のなかで，とくに一般社会に浸透している騒音源は，鉄道や自動車といった交通機関である。しかし，現代では，普段うるさいと思っている交通機関を，自分も日常的に使わざるをえない状況にある。これを「相互便益性」という。この「お互いに便利を被っている」という状態も，問題解決を難しくしている一因である。

❷ゴミ学へのアプローチ

いずれにしても，現実社会で重要なことは，いま社会問題化している環境問題は，常に私たちの日常生活の中から発生する，という事実である。

より速く楽に移動しようと自動車を使えば一酸化炭素で空気を汚し，飲み水を消毒しようとすればより毒性の強いトリハロメタンが合成されてしまい，ゴミを燃やせば猛毒のダイオキシンが発生してしまう。環境問題の根本的な解決には，生活習慣の改善から必要になることは，もはや明白である。

しかし，単にその場の思いつきで対症療法を施し，一時的には効果があるようにみえても，その実さらに問題を悪化させてしまう場合も少なくない。では，問題解決にいま何がもっとも効果的かというと，ゴミについての知識の普及，つまりゴミ教育である。

これらの問題を考える一助として，非常に地味だが，しかしいまではもっとも重要といえる学問分野を紹介する。まだ学問体系として明確に確立されているわけではないが，ゴミ学（ガボロジー）というものである。ゴミの流れ，その発生から流通，廃棄，再利用までを環境とのかかわりの中で総合的に考える，いわばゴミ生態学である。

NHKのプロデューサーの石澤清史氏が，自身で企画作成した番組の中で世界のゴミ事情を見つめ，そこから見出した試作学問体系である。英語でゴミをGarbage（ギャベッジ）というところを語源とし，エコロジーと同じく学（logy）と合成し，Garbalogy（ガボロジー）と名づけている。

今日，幸いにもゴミ問題に関する日本人の理解と認識度は，きわめて高いといわれている。その引きがねになったのが昭和46年に当時の東京都知事であった美濃部氏が，都議会でかもした「ゴミ戦争」論議とされ，これによりそれまで日陰者であったゴミの存在が，一躍脚光を浴びてきた。脚光を浴びたと言えば聞こえはいいが，社会問題，政治問題，経済問題としてより深刻な状況となったのである。石澤氏はこの問題の発生と展開に対して，①ゴミ排出量の増大，②ゴミの質の変化，③資源は有限，④処理場建設をめぐるトラブル，といった4つの側面に，そのキーポイントがあると述べている。

第1のポイントであるゴミ排出量の増大は，昭和40年代の経済の高度成長期以降続いた大量生産・大量消費の，いわゆる「使い捨て」時代の到来によるところが大きい。消費は美徳というキャッチフレーズも流行り，大量使い捨て消費が日常の活動となった。これによってゴミは街にあふれ，その結果，収集，輸送，処理といった従来のゴミ処理機構の能力が限界を越したのである。

また，従来のゴミ処理機構のマヒを招いているものに，ゴミの質の変化がある。第2の

ポイントである。日本の都市ゴミは，欧米諸国のそれと比較すると，水分が多いという特質があった。それは，台所から出る野菜くず，魚介類，穀物残飯などの，いわゆる生ゴミが多かったせいである。しかし，生活の欧米化にともなう合理化といった社会現象が，国民全体の消費生活の変化を生み，排出する日常的なゴミの種類も大きく変わっていった。紙やプラスティック，ビン，カン，家具，電気製品などの割合が増えたのである。ゴミの質の変化は，これまで，水分の多いゴミの処理を目的に設計されたゴミ焼却の施設を損傷させ（従来のゴミが900度から1000度の温度であったのに対し，新しいゴミは2000度近い高温となる），加えて有害物を排出させる結果となってしまい，前出の公害問題も引き起こしているのである。

第3のポイントは，このこと自体はいかんともし難い事実であり，これから派生する社会現象はけっしてマイナス・ポイントではない。ゴミの流通，還元の見直し，いわゆるリサイクル運動の始まりである。ローマクラブから地球の資源の埋蔵量が発表され，世界中がショックを受けたが，資源を持たない日本はとりわけ重大事となり，ゴミの再利用を目指さざるをえなくなったのである。

最後の第4のポイントは，最近でも盛んにニュースで流れるように，その建設場所と設計が大問題となる。

以上のような側面が相乗して，現代のゴミ問題を引き起こしているわけであるが，これに関する日本人の関心度は，前述のように非常に高く，地域単位の活動も盛んである。問題は，問題解決時にそれぞれのエゴがぶつかることであろうか。

4 生態を「系」で考える

ここまで述べてきたように，いま一般にエコロジー問題として取り上げられやすい事象は，前述の公害問題やそこから派生する森林破壊やオゾン層破壊，農薬や放射性物質による土壌，水，大気の汚染といった，いわばその危険性が具体的にアピールしやすい結果的な事象であることが多い。

これら一つひとつの結果的事象をクローズアップしてエコロジー問題を一般にアピールしようとすることは，たしかに取っつきやすく，また，誰にでも理解しやすそうである。しかし，反面，1つの事象のみを強烈に印象づけることにもなり，問題に対する解決策も，その事象に限られた方策である場合が多くなってしまう，という欠点も持っている。そして，その方策を実行した結果が他の問題をさらに深刻化させ，問題解決をより困難にしてしまう場合も少なくないのが現状である。

ではどうすれば，全体的にまとまった効率の良い解決策がとれるのであろうか。それには，物事を「系」（system）としてとらえることが必要となる。根本的な問題解決の方策を探るためには，問題どうしの関係やその周囲（環境）とのかかわりをまず重要視しなければならない。いま我々の周囲で起きている出来事は，すべてそれ単体で終始することは，まずありえない。それは必ず，周囲のなにがしかの影響を受けて発生しており，またその発生は，周囲になにがしかの影響を与える。とすれば，どんな事についても，1つの

要素を動かせば全体に動きが波及するような相互関係，すなわち「系」や「循環」（circulation）といった考え方に基づいて，まず見渡すことが必要となる。このことは，考えてみれば生態学の基礎でもあるのである。

生態学にこの系をあてはめると，「生態系」（ecosystem）ということになる。前述した名称であるが，この生態系という言葉は，1つの概念を表しているもので，個々の現実的存在としてとらえることは難しい。しかし，生態系の内部構造は食物連鎖によって組み立てられているので，生態系を説明するのに，よく食物連鎖（food-chain）が例としてあげられる。

一般に生物界では，緑色植物が生産者（producer）であり，それを食う植食者（herbivore）が一次消費者（primary consumer），植食者を食う肉食者（carnivore）が二次消費者（secondary consumer）あるいは三次消費者（tertiary consumer）と分類される。ここで問題となるのは最終捕食者の三次消費者の行く末であるが，これは死ぬとバクテリアによって分解され，最初の生産者の栄養源となる。いずれも食ったり食われたりを繰り返し，輪（chain）のように繋がった存在である。これが食物連鎖の典型例である。

図2は，池を1つの系としてとらえた生態系の図である。また図3は，食物連鎖の原理

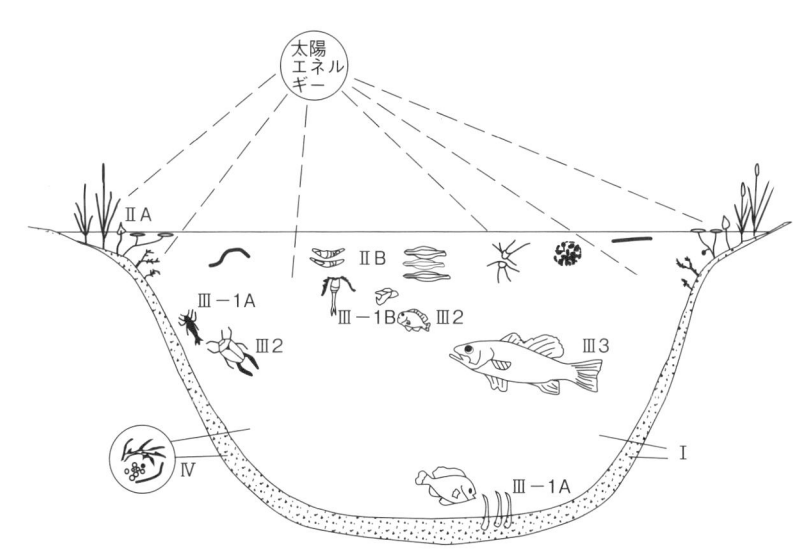

図2　池の生態系
（E. P. ODUM，著／三島次郎訳：生態学の基礎（上），培風館，1974）
基本的単位は次のとおり：
　Ⅰ．無生物質――基本的無機および有機化合物
　Ⅱ．生産者――根をもつ植物
　ⅡB．生産者――植物プランクトン
　Ⅲ-1A．1次消費者（植食者）――底生型
　Ⅲ-1B．1次消費者（植食者）――動物プランクトン
　Ⅲ-2．2次消費者（肉食者）
　Ⅲ-3．3次消費者（2次肉食者）
　Ⅳ．腐生者――腐食のバクテリアおよび菌
この系の代謝は太陽エネルギーで駆動し，代謝の速度や池の安定さは雨や，この池がある地域の集水域からの物質の流入に依存している。

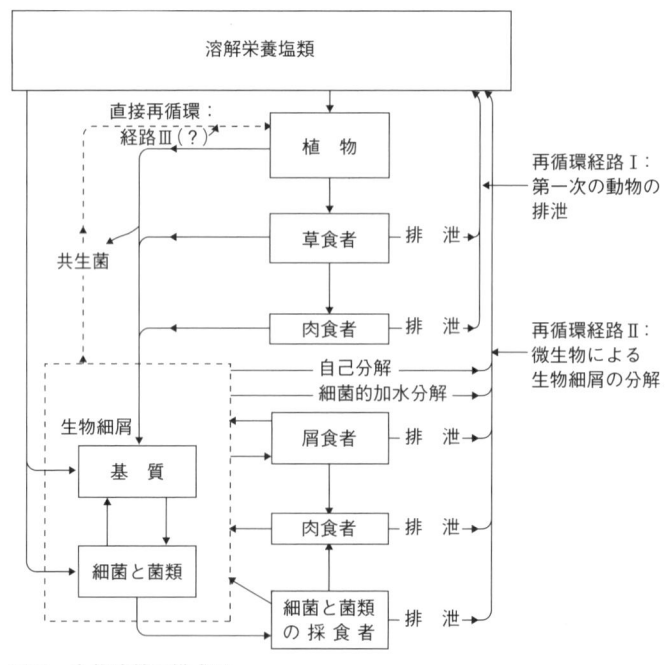

図3 食物連鎖の模式図
（E. P. ODUM 著／三島次郎訳：生態学の基礎（上），培風館，1974）

を図示したものである。

　ところで生態系は，本来，地球の生態系の中に網羅され存在するはずであるが，近代生活の中で人間（ヒト）の生態系は，図4に示すように地球生態系の外にはずれて置かれる。すなわち，多重の構造を形成することとなるが，このこともまた，健全な生態系の構築や維持を難しくしている一因であろう。

5 健康の生態学

　いま先進国といわれる国々では，これまでの研究者，医学者などの努力によって，疫学の標的であった伝染病の発生を抑えられるようになった。その結果，国が落ち着き，経済力も上昇し，国民の教育程度も高まってきた。そこで，これまでのように「病気にかからない」という守りの考えではなく，さらに主体的に「どうしたら病気にならないのか，また，逆にどうしたら健康になれるか」という，健康のメカニズムを考える余裕がでてきたのである。これを「健康の疫学」という。ちなみに，epidemiology は，辞典をひくと医学的生態学とも訳されている（KENKYUSHA'S SHORTER ENGLISH-JAPANESE DICTIONARY：第5刷，1978）。いま，社会が環境や生態学を議論している，または，しようとしている原因は何かと考えると，これはとりもなおさず自らの健康が目的であろう。健康の増進，健康の維持のための環境保全なのである。

　人間の生存（ひいては健康）にかかわる生態系の指標の1つとして，ここでは人口（population）を例にとってみる。キリストの時代には全世界で3億人以下であったもの

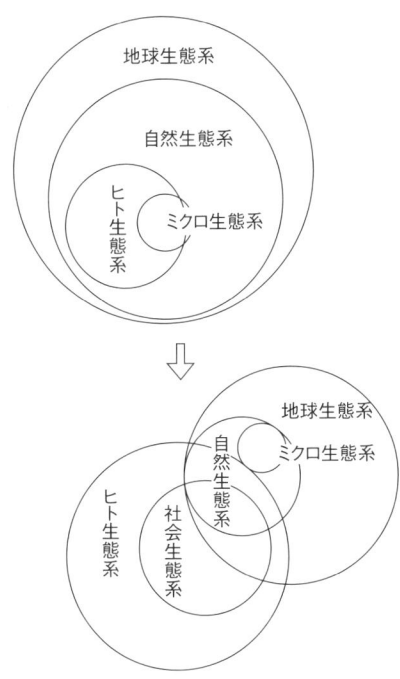

図4　生態系の仕組みと時代変動
（田中恒男：健康の生態学，大修館書店，1985）

が，今日では50億人を超え，1992年の推定統計では54億7千万人である。3億から54億までの増加時間は約2000年，単純増加として平均すれば1年に250万人程度の増加である。全世界で250万人であるから，それほどたいした増加ではない。しかし，実際の増加のしかたは，まったく異なっている。実際は，キリスト時代の3億が5億になるまでに費やした期間は1500年である。次にその5億が倍の10億になるまでには，実に最初の期間の1/6の250年しかかかっていない。またその倍の20億には，約80年で達してしまう。1930年頃の世界人口が約20億人であり，現在（2006年）は65億であるから，それから80年経たないうちに人口は3倍以上になった。元の数が多くなるほど複利式で総数が倍増していくのはわかるが，これは驚くべき増加の傾向である。

このような増加傾向の原因を探ると，人間の生活環境がいかに自分らにあわせ改造され，外敵が排除され，テリトリーが拡大されてきたかが想像され，また，それがいかに急激に成されてきたかがわかる。

もう1つ，人間の環境的安全が確保され，個々の生存期間も長くなってきている証拠を，今度は人口ピラミッドでみてみる。図5に示す3種の人口ピラミッドは，人間の歴史的人口構造を模式したものである。(1)の裾の広い三角の山形のピラミッドは富士山型と呼ばれ，若い年代が大部分を占め，年齢とともに急激に総数が減少する，ごく原始的なパターンをあらわし，いわゆる多産多死の図式例である。自然界の生物などはほとんどこのパターンである。

次いで(2)のピラミッドは，裾からライフスパンの最終年齢あたりまであまり減少がみられず，全体が釣り鐘型になっている。これは多産少死のパターンである。科学や医学の進歩などにより死亡の原因が減少した結果で，開発途上国の人口パターンといってもよいであろう。この2つのパターンを経て，現在，先進国とされている国々の人口ピラミッドが，(3)のパターンである。裾が狭く上が広い。あまり死ななくなり中高年齢層が増加し，総人口の増加にともなって産児制限などで若年人口の減少したパターンである。科学社会の浸透した安全で理想的な最終型であるように思われるが，この人口構造は，いわば高齢化社会の典型である。このまま若年層の増加の停滞が続くようであれば，国全体が活気を失っていくパターンでもある。

ある地域の人口の増減は，その地域の環境と人間との相性の良さをあらわしているが，そこで，人間が健康であるためには周囲にどのような影響を及ぼすか，いま一度，十分に

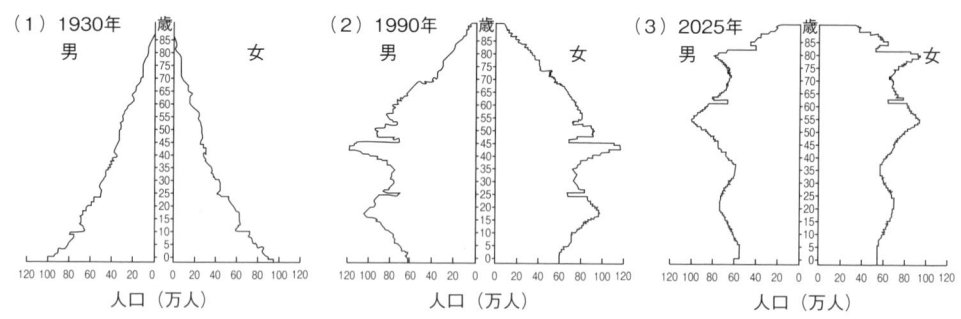

図5 人口ピラミッドの比較図
（全国社会福祉協議会，1994）

考えなければならない必要が出てくる。人間の健康のみを追求するあまり，他の生物や環境にダメージを与えるようでは，生態学を最初から勉強し直さなければならないといえるだろう。

[参考文献]
1) 北野大：図解 地球環境にやさしくなれる本：PHP研究所編，PHP研究所，1996.
2) 厚生統計協会：国民衛生の動向，2005.
3) 環境庁編：環境白書94'，大蔵省印刷局，1995.
4) 体質研究会編：長寿を科学する，京都書院，1994.
5) 山本良一：エコマテリアルのすべて，日本実業出版社，1994.
6) 生活環境研究会編：やさしい生活環境をめざして―生活環境概論―，ナカニシヤ出版，1993.
7) アンドレ・ゴルツ著，高橋武智訳：エコロジスト宣言，（株）技術と人間，1990.
8) 田中恒男：健康の生態学（健康科学ライブラリ），大修館書店，1985.
9) セルジュ・モスコヴィッシ著，久米博・原幸雄訳：自然と社会のエコロジー，法政大学出版局，1984.
10) 石澤清史：ガボロジー（ゴミ学），星雲社，1983.
11) 鈴木継美：生態学的健康観，篠原出版，1982.
12) スティブン・クロール著，玉村和子訳：エコロジー，現代書館，1982.

第4章

ライフサイクルと健康

第4章

1 発育・発達と健康

1 人間の発達

「発達」という言葉は，一般に英語のdevelopmentの訳として解釈されるが，これを辞書でひくと，発達のほかに「発育」や「成長」といったgrowthと同じニュアンスの意味としても訳されている。また，そのほかには「発生」とする生物学的な解釈もあり，「発展」や「進化」とする分野もある。数学の分野では「展開」となる。一見さまざまなようであるが，これらすべての解釈に共通していることは，いずれの解釈においても，ある事象もしくはシステムが完成形をめざして「改良され前進していく」過程を示している。人間の場合を考えてみると，これはとりもなおさず，肉体的に，また精神的に，身体がその包括的な完成形をめざしていく過程をいう。

あるシステムや機構の完成された段階は，1つの「ピーク」としてとらえることができる。これを人間の身体に当てはめてみると，人間はその一生（ライフサイクル）の間に，何回もの（すなわち何種類もの）発達的ピークを迎えながら年をとっていくことになる。

人間において発達を考える場合，大きくは2つに分けられよう。

1つは肉体的な発達である。肉体的な発達のピークは，比較的人生の早期に完成される場合が多い。身長，体重といった外見的な成長のほかに，心臓や肺，生殖器などの体内諸器官の機能的な完成，さらに脳，神経系の成熟などがあげられる。これらの肉体的発達の大部分は，人生80年の現代のライフサイクルから考えれば，生まれてから4分の1あたりの20歳前後でピークをむかえ，その後はおおむね下降線をたどることになる。

もう1つの発達は，精神的な発達である。精神的な発達のピークは，肉体的な発達に比べその判断基準が難しいが，おのずと環境に多大な影響を受けながら，個人の人生を目一杯使う場合が少なくない。

心の問題として発達を考える場合，人間の一生を発達段階（developmental stage）としていくつかの段階に区分し，評価する方法をとることが多い。図1は，現行の学校教育制度や社会制度にもよく対応していることから，もっとも基本的で広く用いられている段階区分である。

また，各発達段階（時期）によって，その段階に習得されなければならない課題を設定し，その課題習得の達成の可否によって発達を評価する，という発達課題（developmental task）という評価方法もある。代表的なものとして，発達課題を具体的な行動形態によって区分したハヴィガースト（R. J. Havighurst）と，自我と社会とのか

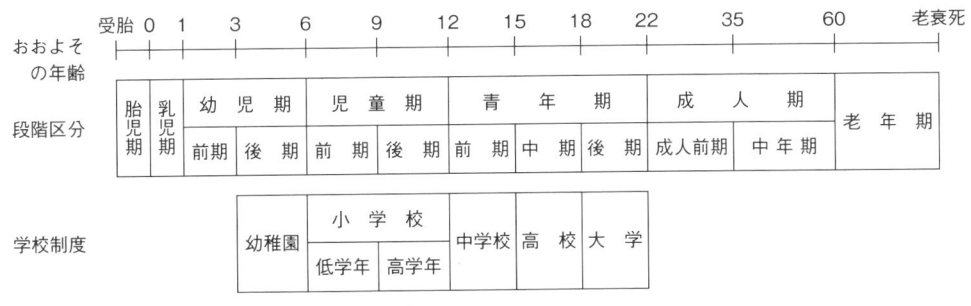

おおよそ の年齢	受胎 0	1	3	6	9	12	15	18	22	35	60	老衰死
段階区分	胎児期	乳児期	幼児期 前期・後期		児童期 前期・後期		青年期 前期・中期・後期			成人期 成人前期・中年期		老年期	
学校制度			幼稚園	小学校 低学年・高学年		中学校	高校	大学					

図1　一般的な発達段階区分と学校教育制度
（平山諭，鈴木隆男：発育心理学の基礎Ⅰ—ライフサイクル—，ミネルヴァ書房，1993）

かわりを重視し，各段階において形成，獲得すべき心理的特質によって区分したエリクソン（E. H. Erikson）の課題例を示す（表1，2）。

その他にも，人間の発達段階は，知能，遊び，社会性，描画など，さまざまな面を対象に区分化され，有名なピアジェ（J. Piajet），フロイト（S. Freud）などがいるが，これは心理学の分野として詳細はその方面の本を参考にされたい。

2 ライフサイクルと発達

❶母体内での発達

生まれる前，胎児のときの発達状況は図2のようで，人間はこの過程で太古からの進化の過程をたどるといわれる。実際，妊娠3週目から5週目あたりの胎芽期（胚子期）初期では，その姿は鳥の胎芽とよく似ている。まだヒトの形はなしていないが，3週目あたりで，すでに中枢神経や心臓はできあがってきており，その後，眼や耳が次々と発達する。8～9週目ころには外生殖器も発達してくるが，まだ外見で性別は確認できない。また，この頃は胎芽期で形成された組織や器官が成熟し，胎児が急速に成長する時期である。大きさは60mmくらいである。12週目くらいになると，胎児は運動をはじめ，性別も認識できるようになってくる。よく指しゃぶりをしている胎児の写真をみかけるが，これは胎児自身の自発的行動として，このころに頻繁に確認される。16週目から20週目の胎児の成長の度合いはごく大きく，急速に生まれる時の姿に近づいてくる。これ以後は母胎に感じるほどの動きをするようになる。産毛が全身に生え，まゆ毛や髪の毛が生えるのもこのころである。

21週目から25週目に体重が大幅に増加する。このころにはほとんどの器官がそれぞれに発達してきているが，呼吸器系はまだ未発達である。この部分が発達してきて肺呼吸の準備ができるのは，29週目あたりである。中枢神経系もこのころに成熟してきており，周期的な呼吸運動や体温調節が可能になる。

このころになると，母体も出産準備をはじめる。内分泌系の変化がはじまり，これまで胎児の命の綱であった胎盤の機能が，低下し始めるのである。

こうしてほぼ40週の間，母体で育まれた胎児は，新生児となる。

顕微鏡的な大きさであった受精卵は，このように約12週（3か月）ほどからヒトの形と

表1　ハヴィガーストの発達課題（Havighurst, 1953；庄司他訳, 1958）

1．乳幼児期	（法律，政治機関，経済学，地理学，人間性，あるいは社会制度などの知識，民主主義の問題を処理するために必要な言語と合理的思考を発達させること） ○社会的に責任のある行動を求め，かつ成し遂げること ○行動の指針としての価値や論理の体系の学習，適切な科学的世界像と調和した良心的価値の確立（実現しうる価値体系を作る。自己の世界観をもち，他人と調和しつつ自分の価値体系を守る）
○歩行の学習 ○固形の食べものをとることの学習 ○話すことの学習 ○大小便の排泄を統御することの学習（排泄習慣の自立） ○性の相違および性の慎みの学習 ○生理的安定の獲得 ○社会や事物についての単純な概念形成 ○両親，兄弟および他人に自己を情緒的に結びつけることの学習 ○正・不正を区別することの学習と良心を発達させること	
	4．壮年初期
2．児童期	○配偶者の選択 ○結婚相手との生活の学習 ○家庭生活の出発（第一子をもうけること） ○子どもの養育 ○家庭の管理 ○就職 ○市民的責任の負担（家庭外の社会集団の福祉のために責任を負うこと） ○適切な社会集団の発見
○ふつうのゲーム（ボール遊び，水泳など）に必要な身体的技能の学習 ○成長する生活体としての自己に対する健全な態度の養成 ○同年齢の友だちと仲よくすることの学習 ○男子または女子としての正しい役割の学習 ○読み，書き，計算の基礎的技能を発達させること ○日常生活に必要な概念を発達させること ○良心，道徳性，価値の尺度を発達させること（内面的な道徳の支配，道徳律に対する尊敬，合理的価値判断力を発達させること） ○人格の独立性を達成すること（自立的な人間形成） ○社会的集団ならびに諸機関に対する態度を発達させること（民主的な社会的態度の発達）	
	5．中年期
	○おとなとしての市民的社会的責任の達成 ○一定の経済的生活水準の確立と維持 ○十代の子どもたちが信頼できる幸福なおとなになれるよう援護すること ○おとなの余暇活動を充実すること ○自分と自分の配偶者をひとりの人間として結びつけること ○中年期の生理的変化を理解し，これに適応すること ○老年の両親への適応
3．青年期	
○同年齢の男女両性との洗練された関係 ○自己の身体構造を理解し，男性または女性としての役割を理解すること ○両親や他のおとなからの情緒的独立 ○経済的独立に関する自信の確立 ○職業の選択および準備 ○結婚と家庭生活の準備 ○市民的資質に必要な知的技能と概念を発達させること	6．老年期
	○肉体的な強さと健康の衰退に適応すること ○隠退と減少した収入に適応すること ○配偶者の死に適応すること ○自分と同年輩の老人たちとあかるい親密な関係を確立すること ○肉体的生活を満足に送れるよう準備態勢を確立する

表2　エリクソンによる人生階段と心理・社会的危機
（Newan & Newman, 1984；福富訳, 1988）

人生階段	心理・社会的危機
乳児期（誕生～1歳）	信頼 vs. 不信
歩行期（2～4歳）	自律 vs. 恥・疑惑
学童前期（5～7歳）	積極性 vs. 罪悪感
学童中期（8～12歳）	勤勉性 vs. 劣等感
青年前期（13～17歳）	集団同一性 vs. 疎外
青年後期（18～22歳）	個人的同一性 vs. 役割拡散
成人前期（23～34歳）	親密性 vs. 孤立
成人中期（35～60歳）	生殖性 vs. 停滞
成人後期（61歳～　）	統合 vs. 絶望

して見分けられるようになるが，その後の成長はまた目を見張るものがある。表3は，妊娠期間における胎児の体重と身長の推移をみたものであるが，妊娠3か月の時点の8cmほどであった身長が，それから7か月後の出産前には6倍強に育つ。さらに体重の増加はもっと激しく，3か月時で30gほどであった体重は，実に100倍の3,000gにまで増加する。

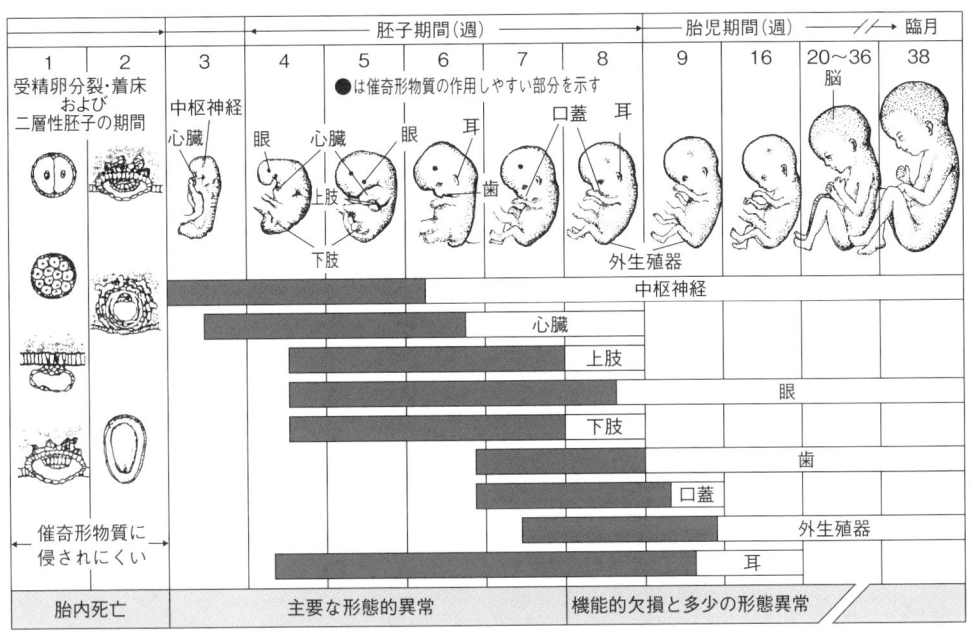

(注) 黒塗りの部分は，催奇形物質に非常に敏感な時期を示す。白塗りの部分は，それほど敏感でない時期を示す。
(出所) K. L. Moore 1983 before we are born: basic embryology and birth defects. 2nd ed., 星野一正訳：受精卵からヒトになるまで基礎的発生学と先天異常 第2版，1987，108ページより引用。

図2 ヒトの発生における臨界期
（平山諭，鈴木隆男：発育心理学の基礎Ⅰ—ライフサイクル—，ミネルヴァ書房，1993）

表3 胎児の身長と体重
（服部祥子，原田正文：乳幼児の心身発達と環境—大阪レポートと精神医学的視点—，名古屋大学出版会，1994）

妊娠持続期間	3か月	4か月	5か月	6か月	7か月	8か月	9か月	10か月
胎児体重（g）	30	90	250	630	1,150	1,600	2,280	3,000
胎児身長（cm）	8	13	21	30	35	40	45	50

❷誕生後の肉体的発達

前節でも述べたように，身体各所の成長は同じタイミング，同じ速度で進行するわけではない。それは，体内の各器官においても同様である。

図3は，スキャモンの成長曲線といわれるもので，加齢にともなった身体の発達を，20歳時の標準量に対する割合で，4つの類型にまとめている。ここでは，身長の伸びや内臓諸器官などの一般的な部位の発達は「一般型」と呼ばれ，10歳から12歳あたりで一時伸び方が鈍くなるうねるような形の曲線を描き，徐々に発達する。一方，「神経型」と呼ばれる発達型は，一般型よりも幼児期に急激に発達する。脳や神経系の発達がこれにあたる。ちなみに脳の重量は新生時には約350g，それが生後6か月で700gに，1年で900gに急増する。成人の脳重量が約1,400gであるから，幼児期の急成長には目を見張るものがある。その反対に，性機能に関係する諸器官の発達を示す「生殖型」では，青年期まで目立った発達はなく，その後青年期の性ホルモンの増加とともに急激に発達する。この時期は，第

二次性徴期と呼ばれている。最後に「リンパ型」では，児童期には一時的に成人の2倍近くに発達するのが特徴的で，その後急激に落ち着いてくる。リンパ腺は，外界からの病原菌等の侵入に対する防衛的役割を担っているので，抵抗力の弱い乳児期から幼児期に，その機能を最大に発揮するためである。

スキャモンが成熟の基準を20歳にとっているように，人間の身体は肉体的には20歳頃にその発達的ピークを迎えると考えてよい。この年代を境に，人間の身体的諸機能は徐々にその性能が落ちていく。これを老化という。

ところで，身長などの場合，子は親をおおむねその青年期に追い越してしまう。子の身体的成長と親の加齢による衰退が相まって，ある時期に逆転現象が起きるのである。また，個体の体格が，年々大きくなる傾向にあることは，既成の事実としてすでに認められている。これにともない性的な成熟も早まり，初潮年齢なども低年齢化している（図4）。これらを指して発達加速現象というが，この要因として，栄養状態の改善や医療・科学技術の充実をはじめ，都市化によるさまざまな刺激の増加が考えられている。

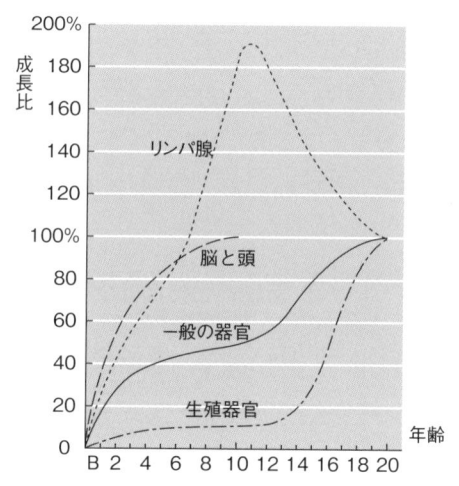

図3 スキャモンの身体の成長曲線
（服部祥子，原田正文：乳幼児の心身発達と環境―大阪レポートと精神医学的視点―，名古屋大学出版会，1994）

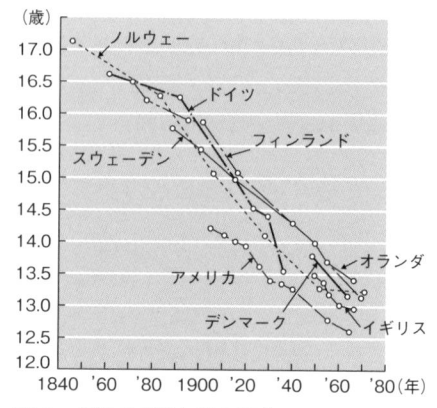

図4 各国の初潮年齢の変化
（タナー，1978；関，青年期への身体成熟的接近）

［参考文献］

1) 多鹿秀継，鈴木眞雄編著：発達と学習の基礎，福村出版社，1995.
2) 久保田競編：発達と脳のメカニズム，ミネルヴァ書房，1994.
3) 服部祥子，原田正文：乳幼児の心身発達と環境―大阪レポートと精神医学的視点―，名古屋大学出版会，1994.
4) 平山諭，鈴木隆男：発達心理学の基礎Ⅰ―ライフサイクル―，ミネルヴァ書房，1993.
5) 東洋，繁多進，田島信元編：発達心理学ハンドブック，福村出版，1992.
6) W・デニス著，三谷恵一訳：子どもの知的発達と環境―クルーシュの子どもたち―，福村出版，1991.
7) 斉藤耕二，菊池章夫編著：社会化の心理学ハンドブック，川島書店，1990.
8) 高石昌弘，樋口満，小島武次：からだの発達―身体発達学へのアプローチ―，大修館書店，1985.
9) 都留宏：発達的人間論―樹から下りたサルの運命―，有斐閣選書，1981.
10) ジャン・ピアジェ著，芳賀純編訳：発達の条件と学習（誠信ピアジェ選書），誠信書房，1980.

2 加齢と健康

1 平均寿命と健康寿命

　ヒトは生まれてから死に至るまで年齢を重ねていく。現在の時点から今後何年生きることができるかを示した指標を「平均余命」といい，0歳時点での平均余命を「平均寿命」という。厚生労働省がまとめた「平成17年簡易生命表」によると，日本の平均寿命は，男性は78.53歳，女性は85.49歳である。また，世界各国と比較しても，男性はアイスランドについで第2位，女性は世界第1位の長寿となっている。しかし，重要なのは，ただ長く生きるというだけではなく，生活の質が保たれているかどうかということである。そのための指標の一つとして「健康寿命」という概念がある。これは健康で自立した生活を送ることができる年数のことをいう。即ち，平均寿命と健康寿命との関係は，平均寿命＝健康寿命＋不健康寿命という式で表すことができ，健康寿命をいかに平均寿命に近づけるかが今後の課題である。

2 加齢と老化

　人間も含め動物は発生，発育，成熟，退縮を経て死に至る。この全過程を加齢（aging）という。老化（senescence）とは退縮の過程に着目し，個体の機能が徐々に喪失または衰退していく過程のことである。ストレーラー（Strehler, 1977）によると，老化の特徴の第1は「普遍性」である。老化の遅速に関しては個人差があるが，老化そのものは不可避であり，すべての人間に起こりうる変化である。第2の特徴は，「内因性」である。疾病の発症と同様，老化も環境因子の影響は受けるが，老化そのものは本来遺伝因子によって規定されている。第3の特徴は「進行性」である。個人間で遅速はあるものの，老化は時間の経過にともなって不可逆的に起こる変化である。第4の特徴は「有害性」である。加齢は時間的経過に伴う現象すべてを含むので，人間にとって有利な現象も不利な現象もすべて含むが，老化は人間にとって不利な現象のことのみを含む。小児期における発育は，各個人においてほぼ時間的差異が無いのに対し，老化には個人差がある。ゆえに，生物学的に何歳から老化が始まると定義するのは難しいが，法律・行政制度上では65歳以上を老人としている。また，65歳から74歳までを前期高齢者，75歳以上を後期高齢者と分けることもある。

3 老化現象

老化現象には形態的変化と機能的変化がある。形態的変化としては，筋肉，胃，肺などほとんどの臓器や組織で細胞数や重量が減少することがあげられる。白髪，脱毛，皮膚のしわなどの毛髪の変化，角膜や水晶体の混濁，老人環などの目の変化，椎間板の磨耗，湾曲などの脊柱の変化などである。機能的変化には基礎代謝の低下，反応速度の低下，眼調節能力の低下，聴力の低下，運動機能の低下，核酸の新生や修復機能の低下などがある。このような機能的変化は加齢に伴って起こる疾患の原因の一つになっている。

4 加齢と疾病

加齢に伴って中高年期に増加する疾患を，従来は「成人病」と呼んだ。これは現在「生活習慣病」と呼ばれている。すなわち，「食習慣，運動習慣，休養，喫煙，飲酒等の生活習慣が，その発症・進行に関与する疾患群」のことである。その範囲としては，以下のものが含まれる。

食 習 慣：2型糖尿病（インスリン非依存型糖尿病），肥満，高脂血症（家族性のものを除く），高尿酸血症，循環器疾患（先天性のものを除く），大腸がん（家族性のものを除く），歯周病等
運動習慣：2型糖尿病，肥満，高脂血症（家族性のものを除く），高血圧等
喫　　煙：肺扁平上皮癌，循環器疾患（先天性のものを除く），慢性気管支炎，肺気腫，歯周病等
飲　　酒：アルコール性肝疾患等

好ましくない生活習慣が長期継続すると，これらの生活習慣病の発症に関与するが，また，加齢そのものも身体の機能の低下を起こし，この宿主としての機能低下も加齢に伴って疾患が多い一因といえる。

5 高齢化社会

人口構成をみるときに，わが国では0歳から14歳を年少人口，15歳から64歳を生産年齢人口，65歳以上を老年人口として分類する。この年齢3区分別人口について年次推移をみると（表1），老年人口の割合が年々増加し，平成17年に21.0％に達している。逆に，年少人口は減少傾向にあり，平成17年には13.6％になった。生産年齢人口は60％台で推移しており，平成17年では65.3％である。人口ピラミッドをみると（図1），裾野が狭まり人口の高齢化が加速している。全人口に占める老年人口の割合が7％を超えた社会を高齢化社会といい，14％を超えると高齢社会という。高齢化社会から高齢社会に要する年数で高齢化の速度を比較することができる。これによるとアメリカは1945年から2015年の70年，ドイツは1930年から1975年の45年，イギリスは1930年から1980年の50年かかっているのに対し，日本は1970年から1995年のわずか25年であり，日本の高齢化は欧米諸国と比べて急

表1 わが国の年齢3区分別人口と諸指標の推移（各年10月1日現在）

	年齢3区分別人口（千人）				年齢3区分別構成割合（％）				指　　　　　数[2)]			
	総数	年少人口 (0～14歳)	生産年齢人口 (15～64歳)	老年人口 (65歳以上)	総数	年少人口 (0～14歳)	生産年齢人口 (15～64歳)	老年人口 (65歳以上)	年少人口指数	老年人口指数	従属人口指数	老年化指数
昭和25年[1)]（'50）	83 200	29 428	49 658	4 109	100.0	35.4	59.7	4.9	59.3	8.3	67.5	14.0
35（'60）	93 419	28 067	60 002	5 350	100.0	30.0	64.2	5.7	46.8	8.9	55.7	19.1
45（'70）	103 720	24 823	71 566	7 331	100.0	23.9	69.0	7.1	34.7	10.2	44.9	29.5
55[1)]（'80）	117 060	27 507	78 835	10 647	100.0	23.5	67.3	9.1	34.9	13.5	48.4	38.7
平2[1)]（'90）	123 611	22 486	85 904	14 895	100.0	18.2	69.5	12.0	26.2	17.3	43.5	66.2
7[1)]（'95）	125 570	20 014	87 165	18 261	100.0	15.9	69.4	14.5	23.0	20.9	43.9	91.2
12[1)]（'00）	126 926	18 472	86 220	22 005	100.0	14.6	67.9	17.3	21.4	25.5	46.9	119.1
16（'04）	127 687	17 734	85 077	24 876	100.0	13.9	66.6	19.5	20.8	29.2	50.1	140.3
17[1)]（'05）	127 756	17 400	83 373	26 820	100.0	13.6	65.3	21.0	20.9	32.2	53.0	154.1

資料　総務料統計局「各年国勢調査報告」「平成16年10月1日現在推計人口」「平成17年国勢調査抽出速報集計結果」）

注　1）総数には年齢不詳を含む。

2）$年少人口指数 = \frac{年少人口}{生産年齢人口} \times 100$　　$老年人口指数 = \frac{老年人口}{生産年齢人口} \times 100$

$従属人口指数 = \frac{年少人口 + 老年人口}{生産年齢人口} \times 100$　　$老年化指数 = \frac{老年人口}{年少人口} \times 100$

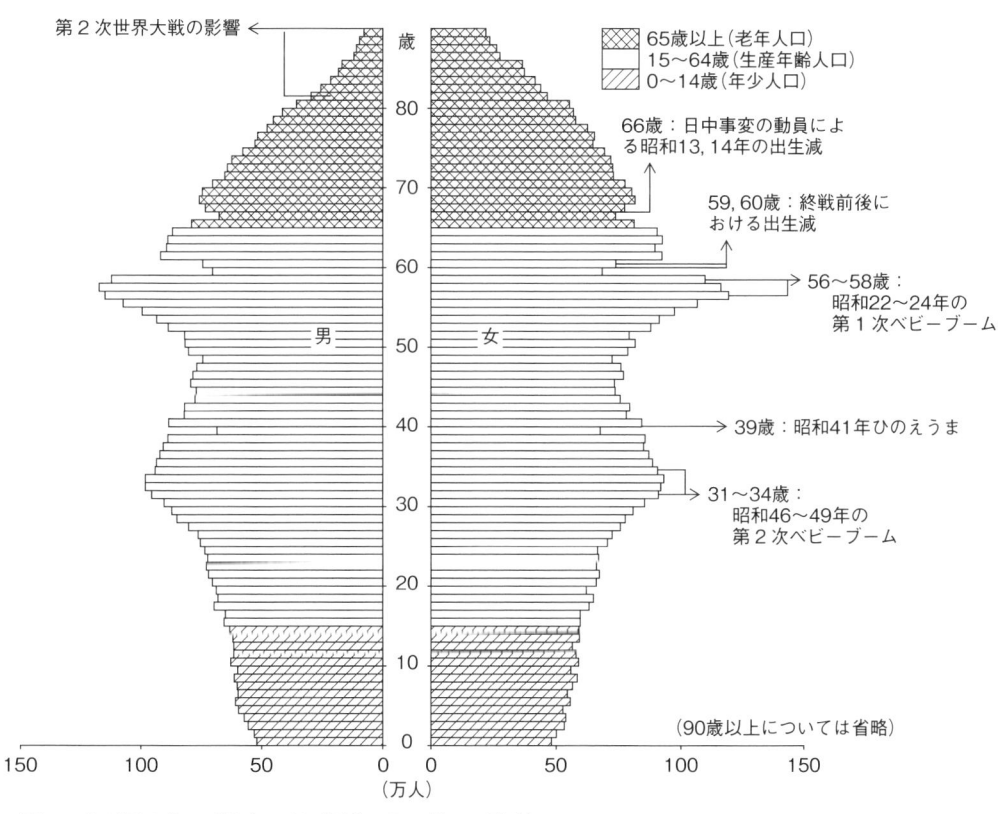

第4章　加齢と健康

図1　わが国の人口ピラミッド（平成17年10月1日現在）
（資料：総務省統計局「平成17年国勢調査抽出速報集計結果」）

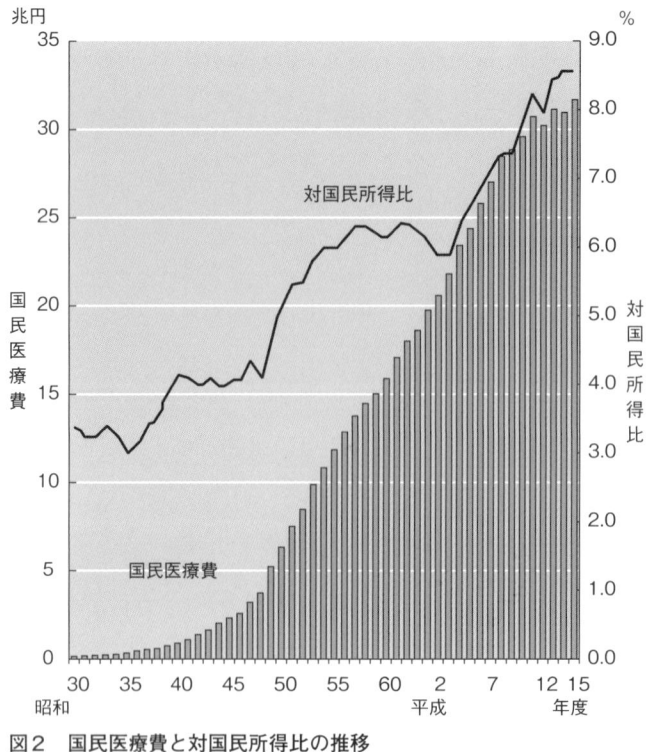

図2　国民医療費と対国民所得比の推移
(厚生労働省大臣官房統計情報部編：平成15年度国民医療費，厚生統計協会，2005)

速に進行している。また，人口の年齢構造を示す指標から高齢化の年次推移をみると（表1），老年人口割合，老年人口指数，老年化指数は一貫して増加傾向にあり，従属人口指数は1990年を境に再び増加へと転じている。年少人口指数は一貫して減少傾向にある。また，老年人口の中でも75歳以上の後期高齢者が増加している。

6 国民医療費の現状

　高齢化の進展により老年人口割合が増加し，老人医療費が年々増大する。国民医療費は，医療機関などにおける傷病の治療に要する費用を推計したものである。それには診療額，調剤額，入院時食事療養費，老人訪問看護療養費，訪問看護療養費，健康保険等で支給される移送費などが含まれる。国民医療費は推計を始めた1954年（昭和29年）以降，その絶対額は毎年増加しており，1965年度に1兆円を越え，1978年度には10兆円を越えた。2000年度（平成12年度）からは介護保険制度の施行により，横ばいとなっている。国民医療費の増加率については，国民医療費の総額自体が大きくなったことや医療費増加抑制策などにより，1980年代から低下している。国民医療費の国民所得に対する割合を見ると，1950年代より上昇傾向を示しており，2003年度（平成15年度）では8.55％となっている（図2）。国民医療費を年齢階級別にみると65歳以上では総額の50.4％を占め，一人当たり医療費では65歳未満が15万1500円なのに対し，65歳以上では65万3300円と約4倍となっている（表2）。

表2 年齢階級別国民医療費

年齢階級	平成15年度			平成14年度		
	推計額（億円）	構成割合（％）	一人当たり医療費（千円）	推計額（億円）	構成割合（％）	一人当たり医療費（千円）
国民医療費						
総数	315 375	100.0	247.1	309 507	100.0	242.9
65歳未満	156 551	49.6	151.5	157 190	50.8	151.4
0～14歳	20 316	6.4	113.5	21 223	6.9	117.2
15～44歳	48 602	15.4	97.2	50 323	16.3	100.3
45～64歳	87 633	27.8	247.4	85 644	27.7	241.1
65歳以上	158 823	50.4	653.3	152 317	49.2	644.6
70歳以上（再掲）	124 158	39.4	734.4	118 916	38.4	731.6
75歳以上（再掲）	85 371	27.1	809.4	82 272	26.6	819.1
一般診療医療費（再掲）						
総数	240 931	100.0	188.8	238 160	100.0	186.9
65歳未満	115 124	47.8	111.4	116 551	48.9	112.3
0～14歳	15 270	6.3	85.3	15 610	6.6	86.2
15～44歳	34 652	14.4	69.3	36 207	15.2	72.1
45～64歳	65 201	27.1	184.1	64 734	27.2	182.3
65歳以上	125 807	52.2	517.5	121 609	51.1	514.7
70歳以上（再掲）	99 396	41.3	587.9	95 778	40.2	589.2
75歳以上（再掲）	69 044	28.7	654.6	66 653	28.0	663.6
歯科診療医療費（再掲）						
総数	25 375	100.0	19.9	25 875	100.0	20.3
65歳未満	18 526	73.0	17.9	19 086	73.8	18.4
0～14歳	1 912	7.5	10.7	2 043	7.9	11.3
15～44歳	7 623	30.0	15.2	8 124	31.4	16.2
45～64歳	8 991	35.4	25.4	8 918	34.5	25.1
65歳以上	6 849	27.0	28.2	6 790	26.2	28.7
70歳以上（再掲）	4 520	17.8	26.7	4 474	17.3	27.5
75歳以上（再掲）	2 548	10.0	24.2	2 619	10.1	26.1

（資料：厚生労働省「国民医療費」）

7 サクセスフルエイジング

　ロー（Rowe）とカーン（Kahn）によると，老化はユージュアルエイジング（usual aging：通常の老化）とサクセスフルエイジング（successful aging：成功した老化）に分けられる。サクセスフルエイジングはユージュアルエイジングと異なり，高齢になっても心身機能を保持できている状態のことをいう。すなわち，疾病や障害の原因となる危険因子が少ない状態であり，認知および身体運動機能を良好に保持している状態であり，人生に対して積極的に関与している状態である。サクセスフルエイジングの促進因子としては，疾患既往歴がない（脳血管疾患，高血圧，糖尿病，骨関節疾患），適切な生活習慣（運動，喫煙，肥満）である，心理社会的要因（学歴，収入，主観的健康度，セルフ・エフィカシー，社会的サポート・交友関係）などである。現在は平均寿命よりも健康寿命の延長へと健康課題が移行しつつあるが，サクセスフルエイジングをいかに実現するかが今後の

課題である。

8 老化のメカニズム

　ヒトの老化に関しては，未だにその完全な解明に至っていない。しかしながら，いかにして老化するのかという老化のメカニズムに関する研究はこれまで種々行われており，いくつかの説が提唱されている。これまで研究されてきた老化のメカニズムは，主に遺伝的にプログラムされて起こるという説と，生体内に不規則な変性や変異が蓄積した修復不可能なエラーによって起こるとする説に大別される。ここでは，これらの老化のメカニズムの各説について紹介する。

　人間も含めた動物の発生から死に至るまでの経過は非常に精緻にプログラムされている。また，各々の動物種によって固定の最大寿命がある。例えば，オランウータンの寿命は59歳，チンパンジーは56歳，ゴリラは47歳，インドゾウは70歳，アフリカゾウは60歳，ウマは46歳，ネコは30歳，イヌは16歳である。人間に近い種ほど，また，大型動物ほど寿命が長くなっている。このように，各々の動物種には固定の寿命があり，それもある一定の法則性を有している。そのような法則性を持つ理由は定かではないが，各々の動物種が固定の寿命を持つことについては，遺伝との関係が言われている。動物実験においては，マウスやラットが良く用いられるが，こられの実験動物は各々遺伝子系が異なる系統を同一環境下で飼育することが可能である。その場合，各系統の平均寿命は異なることがわかっている。これらの事実から，寿命が遺伝的支配を受けていることを示しているといえる。

　一方，生体内に生じた修復不可能なエラーによるものだという説を検証する。生体は，ミクロレベルでは分子や細胞で構成されているが，これらの分子や細胞が受けた障害が蓄積し，修復不可能となったときに老化が起こる。生涯の標的として特に重要なのはDNAである。DNAは放射線や活性酸素により傷害を受けたり，DNAからRNAを経てタンパクに翻訳されるときに起こるエラー等によって老化が起こるとするものである。特に，このなかでは活性酸素による影響が注目されている。我々が呼吸に利用している酸素は大気中に約21%含まれており，この酸素は安定な状態で存在しており，基底状態の酸素で三重項酸素（$^3O_2$）と呼ばれている。一方，寿命が短く，生体内で多くの酸化反応にかかわり，反応性に富む酸素分子種を活性酸素という。生物のエネルギー代謝活性が大きい動物ほど寿命が短いという報告や，体重のグラム当たりのエネルギー消費量と寿命との間に逆相関があること，大型の動物ほど比代謝率が少なく，寿命が長くなることなどから，代謝速度が増して酸素消費量が大きくなれば，活性酸素の生成量が増加し，細胞傷害の危険も増加すると考えられている。

　活性酸素の他には，たんぱく質が重合して機能を低下させる説がある。これは特に結合組織の主成分であるコラーゲンにメイラード反応が起こり，交差結合ができ，それが蓄積して組織の機能低下を起こすと，やがて老化を引き起こすと考えられる。また，老廃物の蓄積によるとする説，自己免疫によるとする説，ホメオスタシスの失調によるとする説な

どがある。

9 老化制御

　老化の制御は寿命の延長につながる。それだけに，人間を長期観察することによって老化制御の原因を探ることは難しく，比較的寿命の短いラットやマウスによる動物実験が行われてきた。食事と運動は，生活習慣病の発症に関わる生活習慣の中で最も重要な要因の一つであるが，老化制御し，寿命延長する唯一の介入方法は食事摂取制限といわれている。江戸時代に貝原益軒は自らの著書である養生訓の中で，「腹八分目」の効用を説いているが，まさにそれを証明したような研究がこれまでなされている。すなわち，マッケイ（McKay）らのラットを対象にした実験では，普通に食事を与えた場合の80％にカロリーを減じたラットは，普通に食事を与えたラットよりも寿命が長いことが観察された。また，カロリーを減じた動物を用いた実験では，癌，腎障害，白内障など，加齢に伴う疾患の発症やその進展が抑制されたことが報告されている。これらの機序は不明であるが，カロリー制限によって活性酸素の産生が低下すること等が報告されている。

　運動と老化に関しては2つの見方がある。運動は有害とする説と老化の制御にはたらくとする説である。ホロシ（Holloszy）らの実験では，ラットにおいて運動させたラットよりも，運動をさせずにカロリー制限させたラットの方が長生きであった。運動は実際上，活性酸素を大量に産生させ，酸化ストレスを抑制する抗酸化物質の産生をも上回ることが考えられる。また，体重当たりの代謝量が高い動物は短命である。これらのことから，運動は大量の活性酸素産生による酸化ストレスを生体に与え，老化を促進するという説である。一方，種々の疫学調査の結果から，適度な運動を継続的に行ったものは運動を行っていないものに比べて，死亡率が低いことや，心疾患の罹患が少ないことなど，運動による寿命延伸効果が示されている。人類はその誕生以来ほぼ90％以上の期間を狩猟採集により過ごし，日常的に身体活動を伴う生活を継続して，今日まで種を保存してきたことを考えると，激しい運動は生体にとって酸化ストレスの影響が大きくなるものの，適度で継続的な運動は老化制御に一定の効果をもつことは十分考えられる。

10 高齢化への対策

　全人口に占める老年人口の割合が大きい社会においては，平均寿命よりも健康寿命に着目して高齢者への対策をとることが重要となる。健康寿命はあるレベル以上の健康状態での期待生存年数といえる。健康について何を指標にするかで様々な健康寿命の定義が可能となるが，一般的に，日常生活動作（activities of daily living, ADL）に障害のない生存期間をもって健康寿命とすることが多い。世界保健機関（WHO）では障害調整余命（disability-adjusted life expectancy, DALE）を用いて健康寿命を算出している。これは障害調整生存年数（disability-adjusted life years, DALYs）と平均余命を組み合わせたものである。DALYsは，さまざまな健康状態・障害レベルについて，その質を重みづけして生存年数を換算するものである。WHOが2000年に算出したDALEによると，日本

は男性71.9年，女性77.2年で世界最長となっている。

11 高齢者保健福祉施策

健康寿命を延伸させ，平均寿命との差を縮めることが今後の重要課題となる。厚生労働省では，2000年に「健康日本21」を策定し，国民全体を対象にした健康づくり運動を展開している。この健康日本21は具体的な数値目標を掲げてその達成に向けて生活習慣病対策を体系化したものである。

また，高齢化社会に基づいた高齢者保健福祉計画としては，1989年にゴールドプラン，1993年に新ゴールドプランが策定され，2000年からはゴールドプラン21がスタートした。ゴールドプラン21は介護保険の開始を背景にしている。ゴールドプラン21の基本目標は，①活力ある高齢者像の構築，②高齢者の尊厳の確保と自立支援，③支えあう地域社会の形成，④利用者から信頼される介護サービスの確立の4項目である。具体的な施策としては，①介護サービス基盤の整備，②痴呆性高齢者支援対策の推進，③元気高齢者づくり対策の推進，④地域生活支援体制の整備，⑤利用者保護と信頼できる介護サービスの育成，⑥高齢者の保健福祉を支える社会的基礎の確立である。また，ゴールドプラン21に基づいて，地方公共団体においては各地方の実情を考慮したゴールドプラン21が策定され，保健福祉計画が継続的に推進されている。

12 高齢者保健対策

高齢者保健対策は老人保健法に基づいて行われている。老人保健法の目的は「国民の老後における健康の保持と適切な医療の確保を図るため，疾病の予防，治療，機能訓練等の保健事業を総合的に実施し，もつて国民保健の向上及び老人福祉の増進を図ること」である。具体的な保健事業としては，①健康手帳の交付，②健康教育，③健康相談，④健康診査，⑤医療，⑥機能訓練，⑦訪問指導である。各事業の対象者は40歳以上であるが，医療に関しては75歳以上および65歳以上75歳未満の寝たきり者などが対象となっている。

第5章

運動を支える体の仕組み

第5章

1 運動と脳・神経系

1 脳・神経系の分類

　脳・神経系は生体の恒常性を維持していく上で中心的な役割を担っており，外界からの刺激を感知し，適切な調節を行うため，制御対象となる効果器に信号を送る。効果器からは，その情報がまた脳・神経系に伝えられる。脳・神経系は，何らかの情報処理を行い指令を送る「中枢神経系」と，中枢神経系から効果器へと，また効果器から中枢への情報伝達を行う「末梢神経系」とに分類される。

　中枢神経系はさらに，大脳，間脳，中脳，橋，小脳，延髄および脊髄に分類され，中枢神経系のうち脊髄を除く部分を一般に「脳」と呼んでいる。また，間脳，中脳，橋および延髄を総称して「脳幹」と呼ぶ。小脳を除き解剖学的に上位に位置する脳が，機能的にも高度な情報処理を受け持っている。

　末梢神経系はさらに，随意意志に関わる動物的な機能を実現する「体性神経系」と，随意意志には関わらない植物的な機能を実現する「自律神経系」とに分けられる。両神経系とも中枢から末梢へ信号を送る線維を遠心性神経，逆に末梢から中枢に信号を送る線維を求心性神経と呼ぶ。体性神経系の遠心性神経は運動神経とも呼ばれる。また，体性神経系の求心性神経は感覚神経あるいは知覚神経とも呼ばれる。体性神経系の接続経路は比較的よく知られているが，自律神経系の方は現在でも不明なことが多い。

　神経線維はその伝導速度と直径の二つの観点から分類されている。運動神経に対しては伝導速度による分類が用いられ，感覚神経に対しては直径による分類が用いられることが多い。

2 ニューロン

　脳・神経系は数十種類の細胞で構成されているが，その基本構造はほぼ同じである。この脳・神経系を構成する基本構造をニューロン（神経単位）と呼ぶ。図1にあるように，ニューロンには木の枝のように分岐した樹状突起が多数存在する。軸索小丘と呼ばれる場所からは，樹状突起とは異なる軸索が1本伸びている。この軸索は幾重にも分岐し，その先端部分は多くの場合シナプスという袋状の組織を形成する。このシナプスが別のニューロンの樹状突起と結合してネットワークを形成する。軸索の周りには鞘のような部分があり，これが一種の絶縁体のような役割を持つと同時に，そこからエネルギーが供給される。有髄神経の場合は鞘に1本の軸索しかないが，無髄神経の場合は数本の軸索が同居し

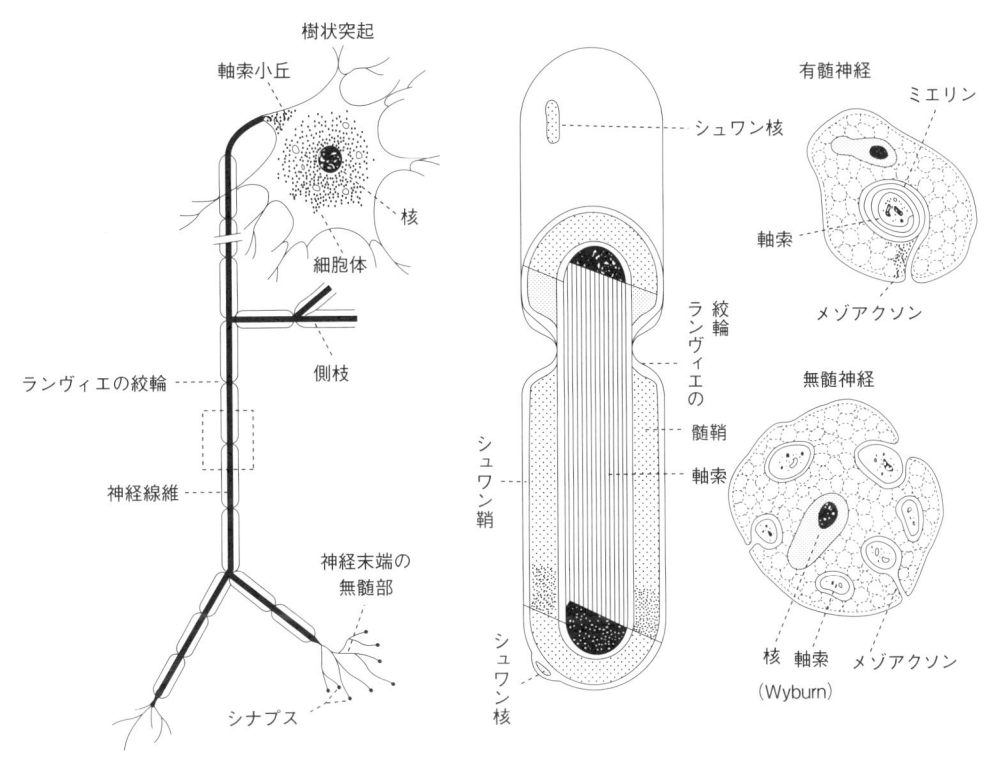

図1　ニューロン

ている。このため無髄神経の軸索に信号が流れるとその情報が近くにある軸索にも伝播してしまう。

　ニューロン間の情報伝達は軸索上にスパイク上の活動電位が伝播することで成立する。軸索の膜の内外でナトリウムイオンやカリウムイオンが移動することになり，エネルギーの供給が必要となる。そのかわり伝播する活動電位の大きさは変わらない。

　ひとつのニューロンがシナプスを介して別のニューロンと結合する数は，数千から数万といわれている。つまりニューロンは，数千から数万の入力に対して電位を発生するかしないかという情報処理をしているに過ぎない。これを全か無かの法則と呼んでいる。このことは，0と1の2進数で計算するコンピュータにおける情報処理と本質的に同等である。

　ニューロンの数は，大脳の表面の皮質と呼ばれる部分だけでも，およそ10^{10}個存在するといわれている。この数は現代のマイクロコンピュータが扱う記憶容量と比較するとそれほど多い数ではない。ニューロンは新陳代謝をしない細胞であり，軸索は再生可能であるが，細胞体の部分はいったん死んでしまうと二度と再生しない。しかもニューロンは壊れやすく，1日あたり数百から数千程度壊れていると考えられている。

　軸索における情報伝達は電位の伝播であるのでかなり高速であるが，最終的な情報伝達はシナプスにおいて神経伝達物質を別のニューロンに放出することでなされる。この過程は物質的な拡散であり，数ミリ秒の時間がかかる。

　脳はマイクロコンピュータに比べると，限られた記憶容量でかつかなり遅い演算能力で

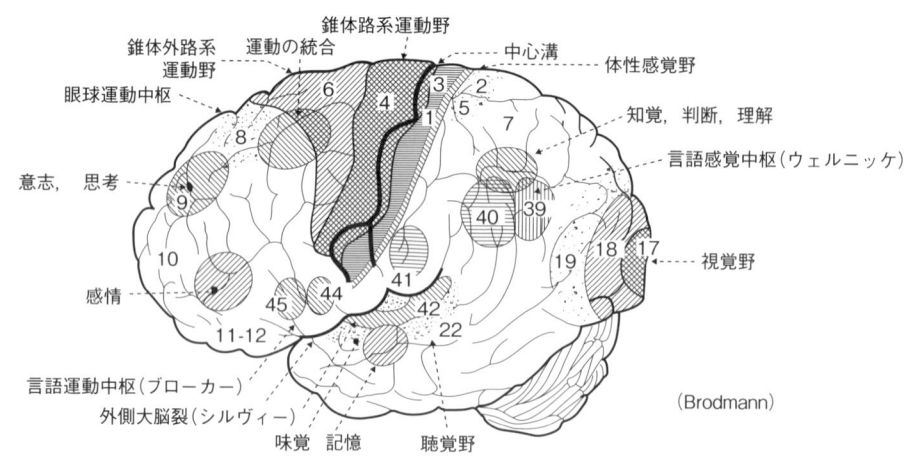

図2 機能の局在

情報処理していることになる。このため脳は情報処理の単位をうまく分割し，並列分散処理をしていると考えられているが，その計算原理はよくわかっていない。

図2は，ブロードマンの地図として知られる，脳における情報処理の分割の一例である。これらの知見は，主に脳外科の手術中に得られたものが多い。視覚や聴覚などの感覚器から得られた情報は，後頭部や側頭部にある視覚野や聴覚野で一次処理された後，知覚や判断などのより高度な情報処理が行われる。

大脳皮質のほぼ中央に中心溝と呼ばれる部分があり，その顔面側に近い部分には運動野がある。ここから末梢の骨格筋への指令が発せられる。中心溝をはさんで反対側には体性感覚野がある。ここは末梢の各部位からの情報がフィードバックされる。

ニューロンの情報処理は，基本的にコンピュータと同様デジタルな信号処理をしているが，その記憶様式はかなり異なると考えられている。例えば，自分の母親の情報がコンピュータと同様にある特定のニューロンに記録されているとすると，もしそのニューロンだけが損傷したときには母親の記憶だけがなくなるということが起こるはずである。しかし，現実の我々の記憶にそのようなことが起こることは考えにくい。ニューロンのネットワーク的な結合の中に情報が分散して格納していると考えるのが妥当であるが，具体的なモデルについてはまだ十分な理解がなされていない。

ニューロンは出生の時点から減少を続けていると考えられるが，脳の機能は減少を続けながらも発達する。これは脳の機能がニューロンのネットワークの結合形態の発達によってもたらされるからである。この発達の過程は完全に試行錯誤であるとされている（図3）。ニューロンはまず四方八方に軸索を伸ばし，シナプスを形成して別のニューロンと結合しようとする。その後頻繁に信号が通る軸索は残るが，あまり信号が通らない軸索は消滅してしまう。さらにどこからも他のニューロンから情報を受け取らないニューロンも最終的には消滅してしまう。このような過程を選択的安定化と呼んでいる。脳は情報処理のソフトウェアだけでなく，ハードウェアの構成までも自身で柔軟に変更することで，高速な情報処理を実現している。

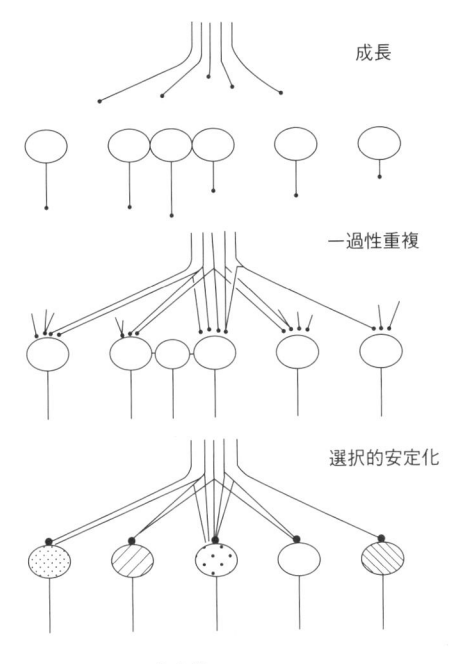

図3　選択的安定化
（飯沼一元：入門実習ニューロコンピュータ，技術評論社，1989）

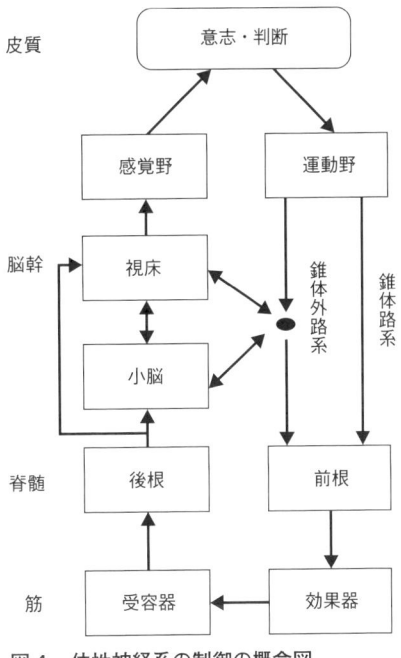

図4　体性神経系の制御の概念図

3 体性神経系による制御

　体性神経系の制御のメカニズムは制御工学的にも考えやすい構造をしている。必要な指令はすべて中枢によって設計され，大脳皮質の運動野から順次指令が伝搬され，最終的に脊髄を介して効果器である筋に指令が伝えられる。その指令に基づいて筋の収縮が起こり，その収縮速度や伸長度が感覚神経を通じて中枢にフィードバックされる（図4）。

　大脳皮質の運動野から発せられる指令は脊髄の錐体路を通るものとそうでないものがある。錐体路を通らない経路は途中で小脳と情報の交換を行うが，ここではより具体的なプログラム化された指令に展開されているらしい。この過程は小脳パーセプトロンモデルとして知られている。情報処理機能としての学習モデルと解剖学的な対応関係がはっきりしているだけでなく，その動作機構に関しても実験的な検証がなされている。

　大脳皮質における意志や判断といった高次の情報処理以外の脳と脊髄による制御を「反射」と呼んでいる。反射は脳の各階層に存在し，より高位の中枢からの指令に対しては基本的に反射が抑制される。

　体性神経系による制御はすべて随意意志によって行われているわけではなく，無意識下で行われる制御も多い。その中でも重要な制御に姿勢反射がある。姿勢反射は単一の反射をさすのではなく，姿勢保持に関わる多数の反射の集合である。表1にはその例を示した。

　例えばネコの両足を持って逆さにして落下させると，ネコは幾つかの姿勢反射を使ってきちんと地面に着地する。これはまず頭内にある耳石という器官で重力方向を感知し，まず頭部を立て直そうとする。つぎに頭部と体幹にねじれが生じるのでこれを正そうとす

表1 姿勢反射

反射	反応	中枢
視覚による立ち直り反射	頭部を立て直す	大脳皮質
迷路による立ち直り反射	頭部を水平に保つ	中脳
頸による立ち直り反射	まず胸郭、肩ついで骨盤を立て直す	中脳
持続性迷路反射	伸筋の固縮	延髄
伸長反射	筋が収縮する	延髄、脊髄

る。そして最後に着地時にしっかりとショックに耐える。これら一連の動作を反射を組み合わせることで行っている。ヒトの場合は姿勢の保持に視覚情報による大脳皮質での反射が使われる場合が多い。しかし、ヒトの場合でも、体操選手のように視覚による重力方向の検知ができない状態で姿勢を保持しなければならないような刺激を続けていると、より下位の脳での反射を使うことができるようになる。スポーツ技術の習得は、反復的な刺激により下位の脳の反射をうまく使えるようになることで、いわゆる人間離れした動きを獲得することができるようになるのであろう。

4 自律神経系による制御

　自律神経系は体性神経系とは異なり、いくつかの例外はあるが効果器に対して基本的に相反する指令を出す二つの神経系が同時に信号を送っている。一つが「交感神経系」であり、もう一つが「副交感神経系」である。

　交感神経系と副交感神経系はちょうどアクセルとブレーキのように相反する指令を出すが、その解釈は効果器によって異なる。例えば心臓に対して交感神経系はアクセルの役割を担うが、消化器に対してはブレーキとして働く。

　車を運転する時にアクセルとブレーキを同時に踏むことはないが、自律神経系の制御では常に交感神経系と副交感神経系の両者が信号を送り続けている。しかもその効果は一般に非線形である。例えば交感神経系活動が亢進している時には副交感神経系活動の小さな変化が効果器に対して大きな変動をもたらす。逆に交感神経系活動が抑制されている時には副交感神経系活動が大きく変化しても効果の変動は少ない。このことは交感神経系と副交感神経系の関係を逆にしても成り立つ。ただし、一般に交感神経系と副交感神経系の応答は相反すると考えられており、交感神経系活動が亢進すれば、副交感神経系活動は抑制され、逆に副交感神経系活動が亢進すれば、交感神経系活動は抑制される。

　副交感神経系は比較的効果器に直接神経が接続しているが、交感神経系は脊髄を経て星状神経節を介して効果器に接続している。この星状神経節では、他の交感神経系からの情報が交換されるため、一つの交感神経系からの出力が他の交感神経系にも影響を与える。したがって、副交感神経系活動は局所的な影響しか及ぼさないが、交感神経系活動は全身的な反応を引き起こす。

5 内分泌系による制御

　体性神経系と自律神経系による制御は，電気的な信号を用いて生体を制御する。これとは別に，化学物質を用いて生体を制御する系がある。それが内分泌系である。

　内分泌系は内分泌細胞からなる内分泌腺という器官を形成し，血液中に化学物質を放出して標的となる細胞の代謝を調節する系である。内分泌腺から放出される化学物質をホルモンと呼ぶ。ホルモンには以下の四つの特徴がある。

　・内分泌腺で産生・貯蔵され，刺激に応じて血液中に放出される。
　・血液を介して運搬される。
　・標的細胞を持つ。標的細胞にはホルモンの受容体がある。
　・標的細胞の代謝反応の直接反応物質になるわけではなく，触媒作用によって反応を促進あるいは抑制を行う。

　神経系による制御は，標的となる組織あるいは器官に対して直接信号を送って制御を行う。これはちょうど電話を使って通信している状態に似ている。これに対して内分泌系は，ホルモンを血液中に放出し，標的となる細胞がその情報を受け取って制御がなされる。これはちょうど新聞によって情報を得ていることに似ている。このため短期間の調節には神経系が使われ，長期間の適応あるいは成長などに関しては内分泌系が使われる。ホルモンは情報の伝達のために使われるので，役目を終えたら消滅する必要がある。したがって，ホルモンはすべてある期間が経つと分解する性質を持つ。

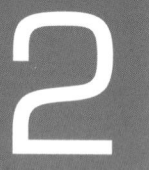

第5章

2 運動と筋・骨格系

1 骨格

　骨格は体を構成する基本構造であり，大小約200種類の骨からなる。成人男性では総重量が約1kgである。骨は平板な頭蓋骨や細長い大腿骨などさまざまな形態をしているが，その基本構造は同じである（図1）。

　骨の表面は薄い骨膜で構成されており，その内側には骨細胞が密に集積した緻密質がある（図2）。さらに内側にはスポンジ状の海綿質がある。この海綿質の部分には骨髄と呼ばれる網状の細胞組織があって，造血作用をしている。乳児の段階ではほとんどの骨に造血作用が認められるが，加齢とともに造血作用が残る骨は限られてくる。骨は最少材料で最強強度が得られるような構造をとっており，しかも軽量である。

　骨は成長と成熟を繰り返して発達する。この過程を「骨化」と呼んでいる。初期の骨は軟骨だけでできている。まず中心部が骨化し，徐々に両端へと骨化する。軟骨質の部分だけが成長し，骨化した部分はもはや成長はしない。ある程度骨化が進行すると，関節に近い部分からも骨化が起こる。最終的に中心部と融合して骨化が完了する。しかし，関節を構成する骨の先端部分は最後まで軟骨のままである。

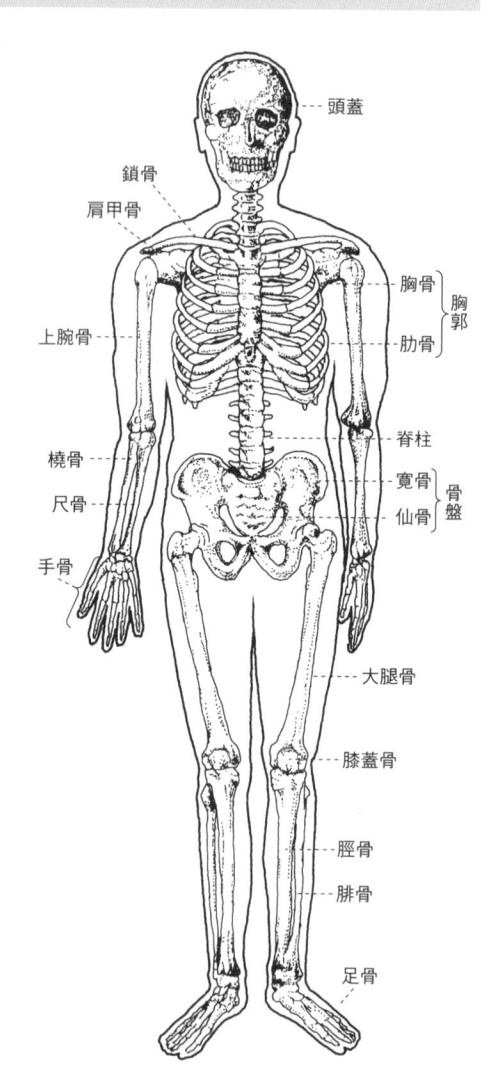

図1　骨格

　脊柱は一般に背骨と呼んでいる部分である。脊柱は椎骨と呼ばれる円筒形の骨が積み重なった構造をしている（図3）。脊柱は横方向から見るとS字状に湾曲しており，腰のあたりで屈曲率は最大となる。この全体構造が一種の衝撃緩衝作用を持つことになる。ま

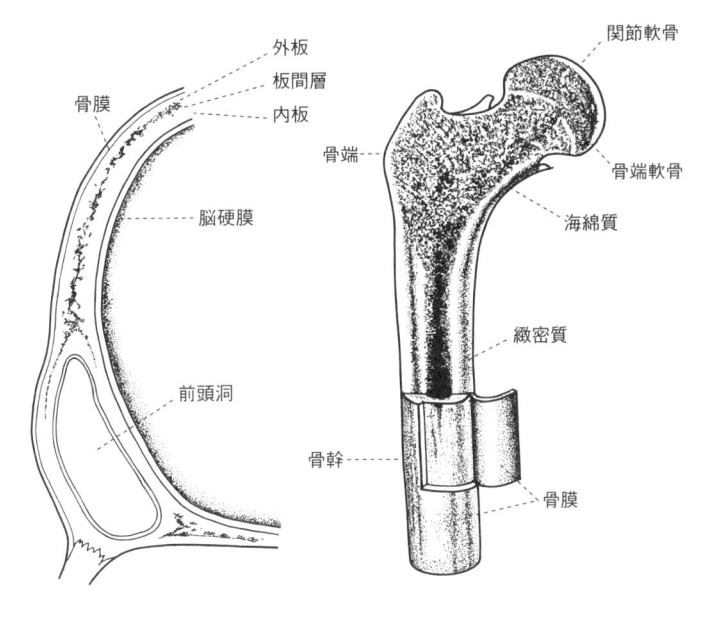

図2　骨の構造

た，椎骨と椎骨の間には椎間板と呼ばれる組織があり，この部分でも衝撃緩衝作用があるので歩行や走行にともなう外力による頭部への衝撃が緩和される。脊柱は腹直筋と背筋群が引っ張り合うことで起立している。したがって，解剖学的に脊柱は前方向に倒れやすい構造になっている。各椎骨と椎骨の間からは脊柱の後方に向かって末梢神経が伸びている。脊柱が不安定になるとこの末梢神経が引っ張られることになり，腰痛の一つの原因となる。

　単位断面積あたりにカルシウムなどの骨塩の含まれる量を「骨密度」と呼ぶ。発育期には骨化にともなって骨密度は増加していく。骨の成長ははほ10歳代後半で終了するが，骨密度からみた骨の成熟はほぼ30歳でピークを迎える。その後は加齢とともに減少していく。女性は男性に比べると各年代でいずれも骨密度が低く，月経閉塞以降は特にその減少量が増大する。重力方向にかかる力に対して，骨はその断面積で耐えることになる。体重は体積にほぼ比例するので物理的には3次元であり，断面積は2次元であるから，大動物の四肢の骨は小動物に比べ太くなる。加齢にともない体重は一般に増加するので，骨密度

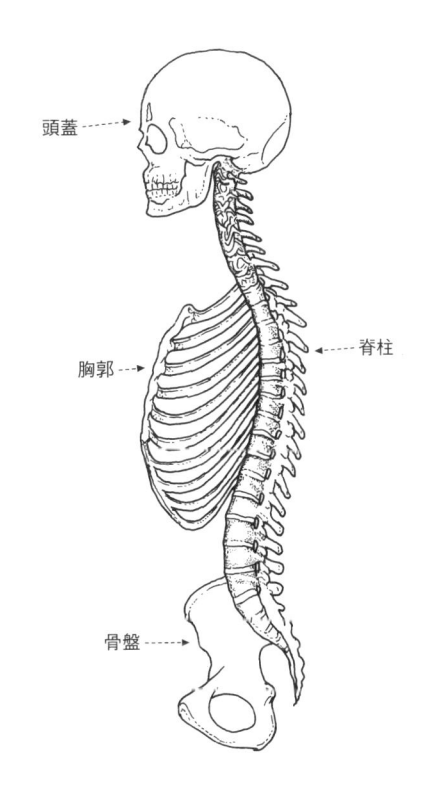

図3　脊柱

第5章　運動と筋・骨格系

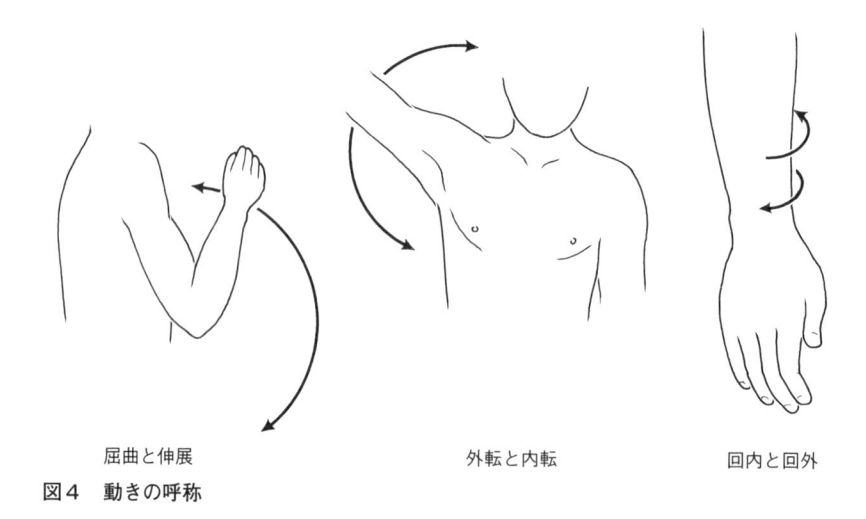

屈曲と伸展　　　　　　　　外転と内転　　　　　　　回内と回外
図4　動きの呼称

の低下とともに骨折の危険性は増加する。

　骨はきわめて新陳代謝が活発な組織であり，1日あたりでも相当量のカルシウムが骨の中を出入りしている。骨の成長あるいは成熟には，骨にかかる力学的な負荷が重要であると考えられている。バレーボールやバスケットボールのように頻繁に下肢の骨に力学的負荷がかかっていると考えられるスポーツ選手では，普通の人に比べ骨密度が高いといわれている。また，宇宙空間のように全く重力負荷を受けない環境に長期滞在していると，著しい骨密度の低下が起こる。

2 関節

　骨と骨が接合している部分が関節である。多くの身体運動はこの関節を支点にして筋が骨を引っ張ることで成立している。この時身体の動きを，解剖学では特有の呼称を用いる。図4左にある単純な曲げ・伸ばしという運動は，それぞれ屈曲・伸展と呼ぶ。図4中のように，腕や脚を体の中心部から遠方に向かって動かす動きを外転と呼び，逆に遠方から中心部に向かう動きを内転と呼ぶ。図4右のように，掌を上に向けた状態から捻って下に向ける動きを回内と呼び，逆に下に向けた状態から上に向ける動作を回外と呼ぶ。

　関節は運動が起こる場合の作用点となるので，大きな力がかかりやすい。関節はその自由度とかかる力に応じてさまざまな形状をとる。図5左は膝関節であり，蝶番型の構造をしている。このタイプは伸展や屈曲などの動作に対してはよく耐える構造であるが，回内や回外などの捻りの動きには弱い。図5中は肩関節であり，球状の関節である。このタイプは関節の自由度は大きいが，外力に対して耐えにくい構造である。図5右は肘関節であり，車軸のような形状をしている。このような形状により膝関節とは異なり，回内や回外などの捻りの動きが容易である。自由度が大きい分，伸展や屈曲時に大きな外力には耐えにくい。

図5 関節

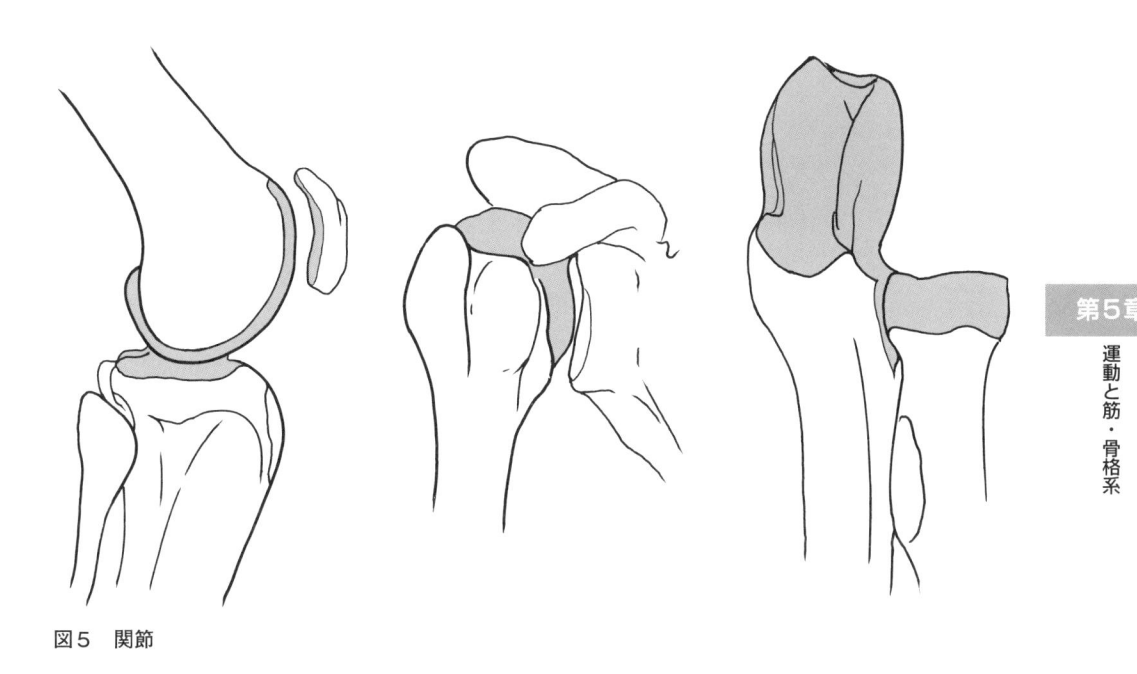

3 骨格筋

　筋はその機能から骨格筋，心筋および平滑筋に分類される。骨格筋はその名のとおり，骨について収縮することで体の動きを生み出す。骨格筋にはその表面にきれいな横紋があり，われわれの随意意志によって運動が発現する。平滑筋は血管や消化器などを構成し，随意意志によって制御することはできない。骨格筋に比べると収縮要素が少なく，横紋は認められない。心筋は心臓を構成する筋である。骨格筋同様に表面に横紋があり，収縮力は骨格筋とあまりかわらないが，平滑筋同様随意意志で制御することはできない。

　解剖学では骨格筋をその形態から分類する（図6）。骨格筋は，収縮要素である筋線維と呼ばれる部分と，腱と呼ばれる支持組織からなる。その表面は筋膜という薄い膜に覆われている。骨格筋が骨に結合している部分は，体の中心に近い方を起始部と呼び，遠い方を停止部と呼ぶ。

　生体の中で最も多いのが紡錘の形をした紡錘状筋である。紡錘状筋は収縮した時に筋長が大きく変化するので主に腕や足など動きの大きな所にある。中心に腱を持ちそこから鳥の羽のように伸びている形の筋を羽状筋と呼ぶ。羽状筋は紡錘状筋に比べ収縮した時に大きな筋力を発揮するが，筋長の変化は小さい。紡錘状筋は起始部でいくつかに枝分かれをしていることが多い。このような形状を多頭筋という。多頭筋は起始部が枝分かれ構造をとることで収縮した際の筋の短縮方向を安定させる働きがあると考えられる。これとは逆に内部にいくつか腱が走行しているタイプの筋があり，多腹筋と呼んでいる。その代表例に腹直筋がある。筋の中に腱があることで収縮した時に筋全体の硬さが増し，筋への垂直方向への力に耐えやすいような構造になっていると考えられる。

　骨格筋の一部を拡大して見ると，筋が緻密な束を持つ構造が見えてくる。これを筋束と

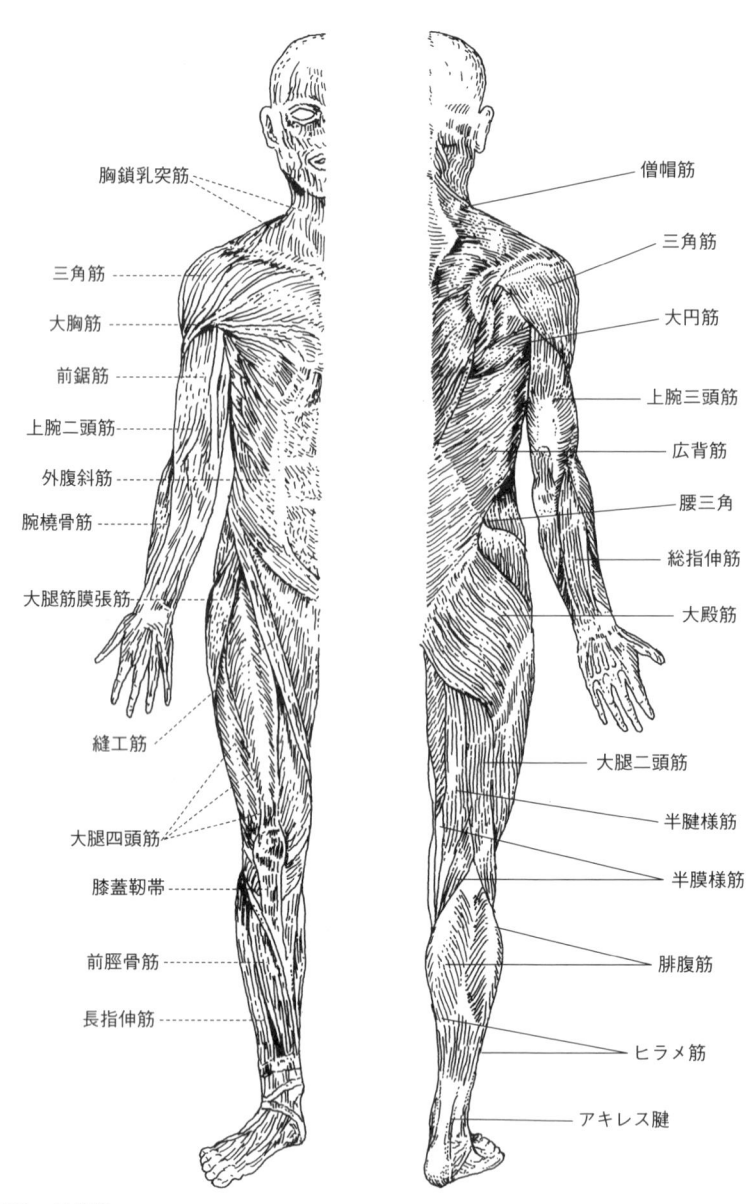

図6 骨格筋

呼んでいる。その筋束をさらに拡大して見ると，また，筋束が見えてくる。何回か拡大していくと筋線維と呼ばれる単位になる。これは筋が収縮する際の最小単位である。この筋線維をさらに拡大して見ると筋原線維という単位が見えてくる。これが筋細胞である。筋細胞は収縮要素が縦に連なった形状をした多核細胞である。個々の収縮要素にはアクチンフィラメントおよびミオシンフィラメントと呼ばれる収縮蛋白からなる構造があり，立体的な格子構造を持つ。この構造が巨視的に横紋として認められることになる。

　ミオシンフィラメントの表面には連結橋と呼ばれる構造があり，アクチンフィラメントと結合することができる。通常静止状態では，連結橋の部分にトロポニンという物質が存在して，アクチンフィラメントとの結合を阻止している。ニューロンからの指令が骨格筋

に伝えられると筋小胞体というところからカルシウムイオンが放出され，筋線維全体に拡散する。このカルシウムの放出によってトロポニンがトロポミオシンに変化し，抑制がとれて骨格筋の収縮が起こる。収縮に必要なエネルギーは，アデノシン三燐酸を加水分解して生じる化学的なエネルギーを機械的なエネルギーに変換することでまかなわれる。

1個のニューロンが支配している筋線維の数は1本ではなく，数本から数百本にも及ぶ。大腿四頭筋のように動作が単純で大きな筋力発揮をする筋の場合，1個のニューロンが支配する筋線維の数は多く，逆に指先のように筋力発揮は小さいが細かい動きを必要とするところでは支配する筋線維の数は少ない。ニューロンとニューロンが支配している筋線維全体を運動単位と呼ぶ。

筋線維の収縮特性は構成する収縮蛋白の違いにより，さまざまな特性を持つ。大きく分けると，1回の収縮で発揮する筋力は大きいが繰り返し収縮させるとすぐに疲労してしまうタイプと，1回に発揮する筋力は小さいが繰り返し収縮しても容易に疲労しないタイプがある。前者は「速筋線維」(Fast Twitch fiber; FT)と呼ばれ，後者は「遅筋線維」(Slow Twitch fiber; ST)と呼ばれる。遅筋線維は主に炭水化物と脂質の酸化によってエネルギーを得ており，これに対して速筋線維は糖質の無酸素的解糖が主なエネルギー源である。

速筋線維と遅筋線維を支配するニューロンは，それぞれ特異性を持っている。速筋線維を支配しているニューロンと遅筋線維を支配しているニューロンを実験的に交換すると，それぞれの筋線維は支配しているニューロンの性質に合わせて収縮特性を変えてしまう。筋線維の中には速筋線維と遅筋線維の中間的な特性を持つものがあり，分類上では速筋線維の仲間になるものがある。速筋線維と遅筋線維の収縮特性は固定化されており，外的な刺激によってその特性が変わることはないが，中間的な性質を持つ筋線維は筋力発揮的な刺激を受けると，収縮特性がより速筋に近づき，逆に持久的な刺激を受けると遅筋線維的な特性を持つようになる。

筋長と発揮筋力との関係をみると，筋が静止長つまり生体の中で自然にある状態で収縮時の発揮筋力が最大になると考えられているが，筋長が静止長を超えるとさらに筋力が増大する。これは筋がゴムのような弾性要素を持っているために外力によって伸ばされると弾性力を持つことが影響している。ゴムの場合は長さと弾性力の関係はほぼ線形であるが，筋長と筋力の関係は図7のように非線形であり，しかも時間的な要因も効いてくる。筋は伸ばされた状態から直ちに収縮したときの方が，同じ長さ伸ばしても時間をおいて収縮したときよりも発揮筋力は大きい。

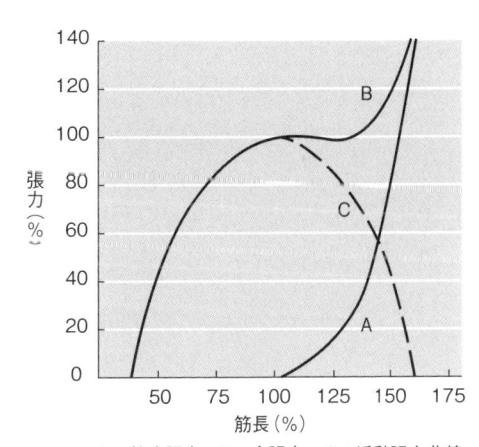

A：静止張力　B：全張力　C：活動張力曲線

図7　筋の筋長と張力の関係
（真島英信：生理学，文光堂，1986）

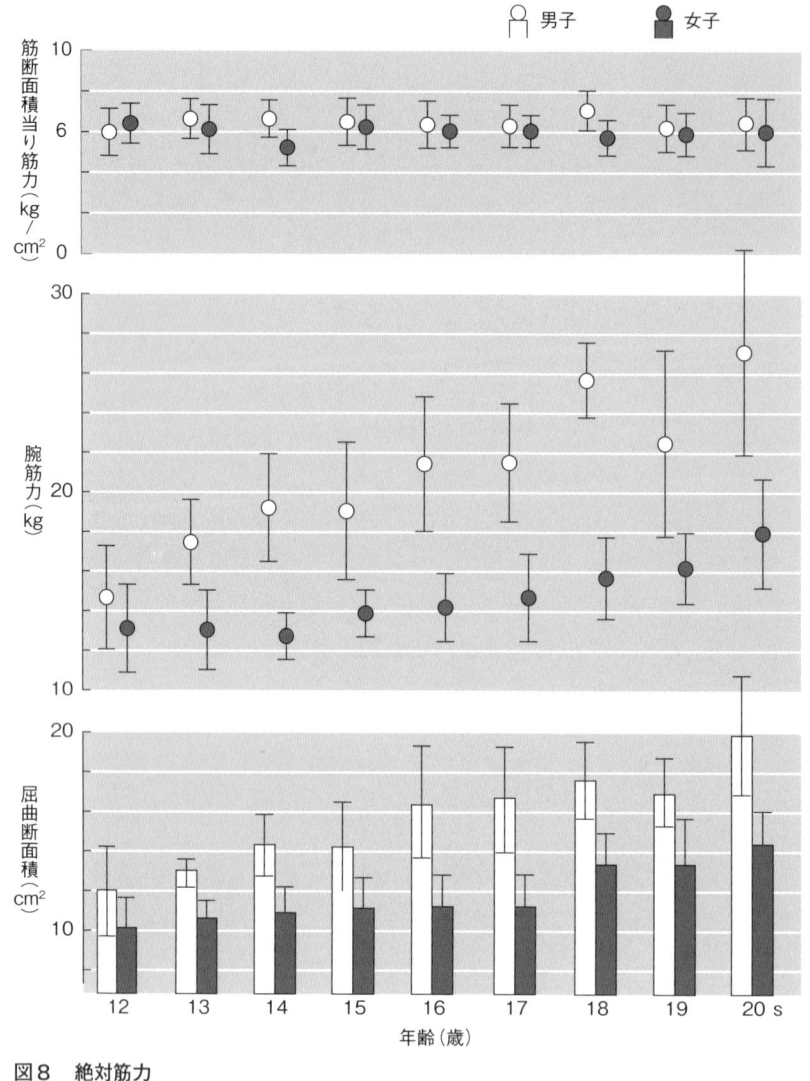

図8 絶対筋力
(福永哲夫:超音波法による単位面積あたりの筋力の算出,体育学研究,1969)

　筋力トレーニングの条件には,強度,時間および頻度の三つの要素がある。まず強度であるが,最大筋力の40%以上である必要がある。時間は疲労困憊に至るまでの時間の20～30%以上行う。頻度は1日3～5回行う。

　最大筋力は男女とも20代半ばでピークを迎え,加齢とともに減少する。女性の最大筋力は各年代とも男性の約7割である。最大筋力に見られる男女差は筋の収縮特性に違いがあるからではない。図8は上腕屈筋群の横断面積,腕筋力および単位断面積当たりの筋力の発達過程を男女で比較したものであるが,単位断面積当たりの筋力の平均に男女差や年齢による違いは認められない。

3 運動とエネルギー代謝

1 エネルギー供給機構

すべての身体運動は骨格筋の収縮によって行われる。この筋収縮に必要な機械的なエネルギーは，アデノシン三燐酸（ATP）が加水分解によってアデノシン二燐酸（ADP）と無機燐酸（Pi）に分解する時に生じるエネルギーを用いて行われる。ところがATPの体内の貯蔵量はわずかであり，激しい運動では数秒間で枯渇してしまうと推定されている。したがって，われわれが持続的に運動を行うためには分解されたADPとPiからATPを再合成する必要がある。このATPの再合成の過程をエネルギー代謝と呼ぶ。

糖質は生体内では主にグリコーゲンの形で存在している。グリコーゲンからは無機燐酸によってグルコース1燐酸の形で取り出される。その後炭素三つの形に分解し，中間代謝物としてピルビン酸の形態をとる。ここからCO_2が一つはずれてアセチルCoAを経て，TCA回路に取り込まれる。TCA回路の中でCO_2が二つ生成し，電子伝達系において酸化によって水が生成される。この時1モルのグルコース1燐酸からは39ATPが再合成されることになる。この過程は最終的に

$$C_6H_{12}O_6 + 6O_2 \rightarrow 6CO_2 + 6H_2O$$

とまとめられる。

糖質はピルビン酸から乳酸を生成することによってもATPを再合成できる。しかし，この過程で生じるATPはたかだか2ATPでしかない。しかも乳酸は強酸であるので多量に蓄積すると，体内のpHを下げてしまう。したがって，筋中では燐酸塩により，血液中では重炭酸塩によって直ちに緩衝される。

グリセロールは糖質と同じ解糖系によって代謝される。これに対して脂肪酸ではβ酸化によってアセチルCoAに変換され，TCA回路を経てATPが再合成される。したがって，脂質はほぼ酸化によってのみエネルギーが取り出されると考えてよい。再合成されるATPの数は酸化される脂肪酸の種類によって異なるが，パルミチン酸の場合だと1モルの分解によって130モルのATPが再合成される。パルミチン酸の酸化の過程は最終的に以下のようにまとめられる。

$$C_{16}H_{32}O_2 + 23O_2 \rightarrow 16CO_2 + 16H_2O$$

体内に貯蔵されているクレアチン燐酸は，クレアチンと燐酸が高エネルギー燐酸結合している物質であり，1モルのクレアチン燐酸が加水分解するとちょうど1モルのADPとPiから1モルのATPが合成される。エネルギー代謝は，酸化によってATPを再合成す

る有酸素性代謝と，糖質から乳酸を生成する系やクレアチン燐酸の分解のような酸化を用いない無酸素性代謝に大別される。有酸素性代謝によるエネルギー供給機構はエネルギーの容量としてはほぼ無限とみなしてよいほどの貯蔵量があるが，その最大供給速度は遅い。これに対して無酸素性代謝によるエネルギー供給機構はその容量は極めて少ないが，その最大供給速度は速いという特徴がある。

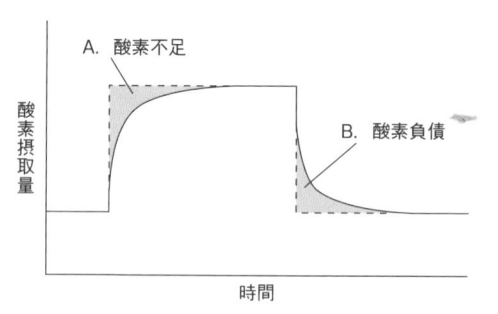

図1　酸素摂取量の動態

無酸素性代謝によって生じる乳酸や分解されたクレアチンは，最終的には有酸素性代謝によって生み出されたエネルギーを使って酸化あるいはクレアチン燐酸への再合成が行われる。

単位時間に体内に摂取した酸素の量を酸素摂取量と呼ぶ。単位はℓ/分あるいは体重で除してmℓ/kg/分と表す。一定の速度で歩くなり走るなどの運動をした時の酸素摂取量の動態を見てみると，運動開始とともに運動に必要な酸素摂取量をすぐに供給できるようになるわけではない。運動強度が高くない場合酸素摂取量は指数関数的に増加し，ある時点で運動に必要な量と一致する（図1）。この状態を定常状態と呼ぶ。図1のAの部分は無酸素性代謝によるエネルギーによって賄われることになり，酸素不足と呼ばれる。これはある意味でエネルギーを借入したようなものであり，運動回復期に有酸素性代謝からのエネルギーで補填される。図1のBにあたり，酸素負債と呼ばれる。酸素不足と酸素負債の量はほぼ等しいと考えられる。酸素不足の量と酸素摂取量の和が運動に必要なエネルギー量であり，酸素需要量と呼ぶ。

一定強度の運動を行うと，運動強度が低い時は1〜2分程度で定常状態に達するが，運動強度を徐々にあげていくと定常状態に達するまでに3〜4分もかかるようになる。さらに運動強度をあげていくと，どこかでそれ以上酸素摂取量が増大しなくなる。この時の酸素摂取量を「最大酸素摂取量」と呼ぶ。最大酸素摂取量は，個人の持久力を表すすぐれた生理学的指標の一つである。

最大酸素摂取量を超えるような運動強度では，エネルギーの大半を無酸素性代謝に依存する。無酸素性代謝はエネルギーの供給量そのものに強い制限があるため，最大供給速度で供給したと仮定すると，理論的には数十秒程度で枯渇してしまう。これが短距離種目の規定因子になると考えられる。

2 エネルギー消費量の計測

図2はエネルギー消費量の直接的な計測法を示したものである。完全な断熱室内で充分な換気を行い，一定速度の流速で水を流して前後での温度差により生体から発生した熱量を計測するものである。しかし，こうした装置は大がかりであり，被験者をかなり強く拘束する。

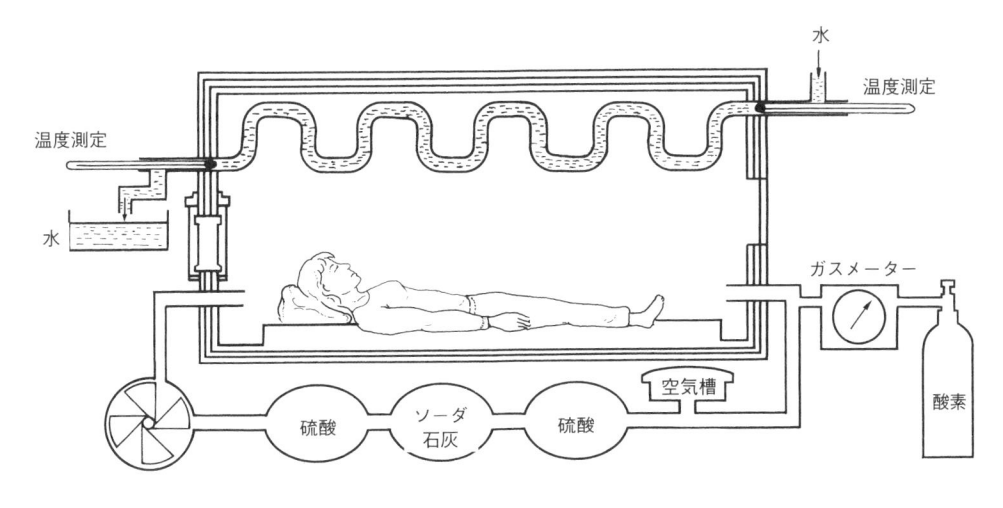

図2　直接法（杉晴夫：運動生理学，南江堂，1995）

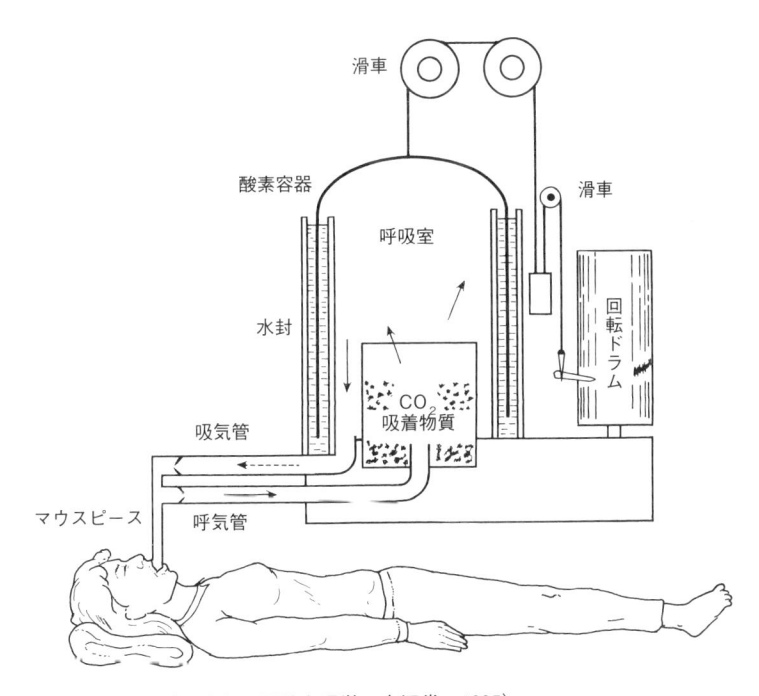

図3　間接法（杉晴夫：運動生理学，南江堂，1995）

　エネルギー代謝は最終的にはすべて酸化によって賄われると考えられるので，酸素摂取量を計測することでエネルギーを算出することが可能である。図3は，閉回路による酸素摂取量計測の例である。呼吸室の容量の減少がそのまま酸素摂取量として計測されることになる。
　直接法に比べて閉回路による間接法は簡便な手法ではあるが，運動時の計測は困難である。運動時においても酸素摂取量を計測するために考え出された手法がダグラスバッグ法である（図4）。この方法は開回路である。ダグラスバッグには呼気ガスが貯められるわ

けだが，そこから酸素摂取量を計測するのは単純ではない。一見外気の酸素濃度は20.93％なのでダグラスバッグの容量に20.93％からバッグ内の酸素濃度を引いたものを掛ければよいように思われるが，正しくない。このことは吸気のガス量と呼気のガス量が等しいことを前提にしている。しかし，吸気のガス量と呼気のガス量は必ずしも一致しない。エネルギー代謝によって消費される酸素の量と排出される二酸化炭素の量の比を呼吸商と呼ぶが，この比は代謝される栄養素によって異なる。糖質では必ず1.0であり，脂質では約0.7，蛋白質では約0.8である。したがって，呼吸商は約0.7〜1.0の値をとることになる。このことによって，吸気のガス量と呼気のガス量の不一致が生じる。ここで窒素は通常肺ではガス交換されないので，吸気と呼気における窒素のガス量は必ず等しくなる。この関係を用いると，呼気のガス量から吸気のガス量が計算できるので，ダグラスバッグ法によって酸素摂取量を算出することが可能となる。

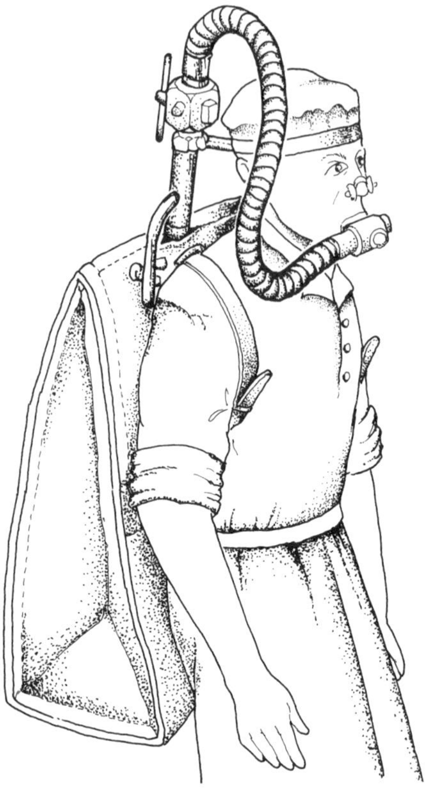

図4　ダグラスバッグ法
（長野敬一：生体の調節，岩波書店，1994）

　エネルギー代謝がすべて有酸素性の代謝でかつ蛋白質が代謝されないと考えると，肺胞レベルでのガス交換の指標である呼吸交換比（二酸化炭素排出量を酸素摂取量で割ったもの）は呼吸商と一致するはずである。この仮定にしたがって，安静時および運動時の呼吸商を推定することでエネルギー代謝の基質としての糖質と脂質の燃焼比が算出できる。安静時の呼吸商は約0.8であり，糖質よりも脂質の燃焼の方が多い。運動を行うとそれだけで呼吸商は増加する。運動強度が低い間は運動強度が増加してもほとんど呼吸商は変化しない。しかし，最大酸素摂取量の50％以上に相当する運動強度では強度の増加とともに急激に糖質の利用の割合が増え，100％糖質が使われるようなことも起こる。低強度の運動では，運動の持続時間の延長とともに呼吸商も低下していく。このため，同じエネルギーを消費する運動でも，低強度で持続的に運動した方が短時間で高強度で運動した時よりも脂質の燃焼が多くなる。

　これまであげた直接法，閉回路法および開回路法はいずれも実験室的な手法であり，1日のエネルギー消費量やある集団のエネルギー摂取の平均を求めるようなことには向かない。そのような目的ではより簡易的な手法が用いられるが，いずれも個人の行動記録に基づいてエネルギー消費量を推定する。

簡易法によるエネルギー消費量推定の方法の一つにエネルギー代謝率（Relative Metabolic Rate；以下 RMR）がある。同じ運動の形態であっても体の大きい人の方がエネルギー消費は大きい。また，高齢者よりも若年者の方がエネルギー消費は大きい。しかし，基礎代謝で運動時のエネルギー消費量を除した値は体格や年齢にかかわらずほぼ一定の値をとる。この基礎代謝とは安静覚醒時に生体が必要とする最少限のエネルギー量であり，一般に食後12〜14時間を経過し，早朝に仰臥位安静を保って20〜25℃の室温で計測する。RMR は次式で示すように，作業時のエネルギー量から安静時のエネルギー量を引いたものを基礎代謝で除すことで，個々の作業におけるエネルギー量を正規化している。

表1 エネルギー消費の体重当り表示法で使われる性・年齢別の係数
（橋本勲，進藤宗洋，熊谷秋三，森山善彦，矢崎俊樹，北嶋久雄，田中宏暁，村上寿利：新エスカ21運動生理学，同文書院，1987）

年齢（歳）	男子	女子
16	1.12	1.02
17	1.09	1.00
18	1.07	0.99
19	1.05	0.98
20〜	1.00	0.96
30〜	0.95	0.91
40〜	0.93	0.87
50〜	0.92	0.86

$$RMR = \frac{作業時エネルギー消費 - 安静時エネルギー消費}{基礎代謝}$$

RMR の値は，精力的な計測により，日常生活で起こり得るほとんどの作業をカバーしている。この RMR の値から実際の作業時のエネルギー消費を算出する時は，以下の式に示すように安静時エネルギー消費を基礎代謝の1.2倍として計算する。また，睡眠時の代謝を基礎代謝の90％とすることで1日のエネルギー消費を推定することが可能である。

RMR は，基礎代謝が実測できればある程度の精度が確保できる推定法と考えられるが，実際には基礎代謝も身長と体重から体表面積を推定してそこから算定するのが一般である。そこで最近では，RMR に代わってエネルギー消費の体重当り表示法による手法が使われることが多くなっている。エネルギー消費の体重当り表示法で使われる値と RMR との間には強い相関関係がある。エネルギー消費の体重当り表示法で使われる値には基礎代謝も含まれているので性・年齢別の係数を乗ずることになる。表1には，20〜29歳の男子の基礎代謝基準値をもとに算出された係数をあげた。作業時のエネルギー消費を算出する方法には安静時代謝の倍数を用いるものがあり，Mets という単位で表示する。実際に安静時代謝を計測することはまれで，一般に安静時のエネルギー消費を3.5mℓ/kg/分として算出される。安静時代謝の倍数は，エネルギー消費量の推移に用いられることは稀であり，「健康づくりのための運動指針2006」で使用されているように，身体活動量の目標値として使われることが多い。

第5章

4 運動と呼吸・循環器系

1 呼吸器の構造

　生体が生命を維持するのに必要な酸素を取り込み，代謝によって生じた二酸化炭素を排出する作用を「呼吸」という。呼吸は，外気から取り込んだ酸素と血液中の二酸化炭素の肺におけるガス交換を「外呼吸」あるいは「肺呼吸」と呼び，血液と細胞間でのガス交換を「内呼吸」あるいは「細胞呼吸」と呼ぶ。日常的に使用している呼吸という言葉は生理学的には外呼吸を指している。

　呼吸器系は，気道，肺胞および胸郭からなり，気道は鼻腔，咽頭，喉頭，気管および気管支からなる（図1）。咽頭の部分で気管と食道に分岐するが，通常食道は閉じられている。外呼吸時には鼻腔および口腔と気管との間でガスが移動する。食物や飲物を呑み下す時には瞬時に食道が開いて喉頭の部分で気管が閉じ，食物や飲物が食道に入った瞬間に食道が閉じて，気管が開く。この一連の動作は嚥下反射によって制御されている。

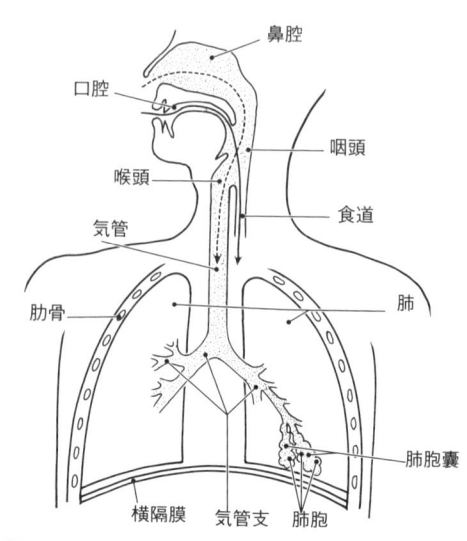

図1　呼吸器の構造

　気管を通るガスは気管支を経て，先端部の肺胞（図2）に至る。肺胞の表面には毛細血管が密に走行しており，肺動脈から送られた二酸化炭素が肺胞に移動し，肺胞中の酸素が毛細血管に渡されて肺静脈に送られる。肺胞と毛細血管との間のガス交換は物理的な拡散によって行われ，生理学的な制御は介在しない。また，肺胞は極めて弾力性に富んだ組織であり，成人の場合その表面積はテニスコート半面程もある。安静時においては，肺胞と毛細血管との間の拡散はほぼ完全に遂行されると考えられている。しかし，運動強度の増加により毛細血管を通過する時間が短くなると二酸化炭素はほぼ拡散できるが，酸素は拡散速度が遅く，完全な拡散が行われなくなる。この傾向は最大心拍出量が高い持久性一流競技選手で顕著であり，最大運動時に動脈酸素含有量の著しい低下が認められることがある。

　肺胞は，自身でガスを移動させるメカニズムを持ってはいない。肺胞に外気との間での

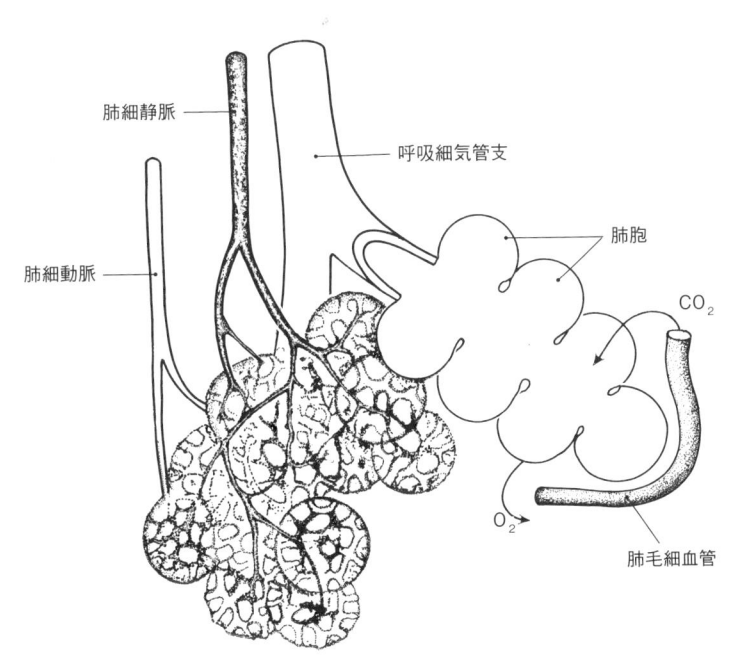

図2　肺胞

　ガスの換気を行うシステムには二つの方式がある。一つが腹式呼吸であり，もう一つが胸式呼吸である。肺胞内の圧力は外気圧に等しく，胸郭内部の圧力は外気圧よりもかなり低い圧力になっている。その圧力差によって肺胞はある程度の大きさを保っている。横隔膜が下に移動することにより，胸郭内部の圧力はさらに減少し，圧力差の増大によって肺胞に外気が入る。横隔膜が元の位置に戻ると胸郭内部の圧力が増大して肺胞は元の大きさに戻る。

　先の腹式呼吸のモデルでは胸郭がガラス瓶のように固定されたものと仮定されていたが，実際には胸郭は運動し，胸式呼吸を行う。肋骨と肋骨の間には内肋間筋と外肋間筋がクロスするように走行している。内肋間筋が収縮すると胸郭全体の容積が減少し，胸郭内部の圧力が増大して肺胞からガスが排出される。逆に外肋間筋が収縮すると胸郭全体の容積が増加して，肺胞に外気が吸入される。

　腹式呼吸は一回に多量のガス量を肺胞に吸入することができるが，エネルギーコストは高い。逆に胸式呼吸はその構造上一回のガス量を多くすることは難しいがエネルギーコストは低い。

　肺の容積を肺容量と呼ぶ。肺容量は呼吸とともにその容積が時間的に変化するものである。したがって，肺容量はその呼吸の状態に対して定義される（図3）。肺容量はガス量なので，温度や気圧の違いによって値が大きく異なる。一般に1気圧で37℃の水蒸気で飽和している状態の量で表す。吸気時と呼気時の肺容量の差を一回換気量と呼ぶ。成人の場合，安静時の一回換気量は約500mℓである。1分間の一回換気量の総計を換気量という。安静状態で最大に吸気した時の肺容量から通常の吸気時の肺容量の差を予備吸気量と呼

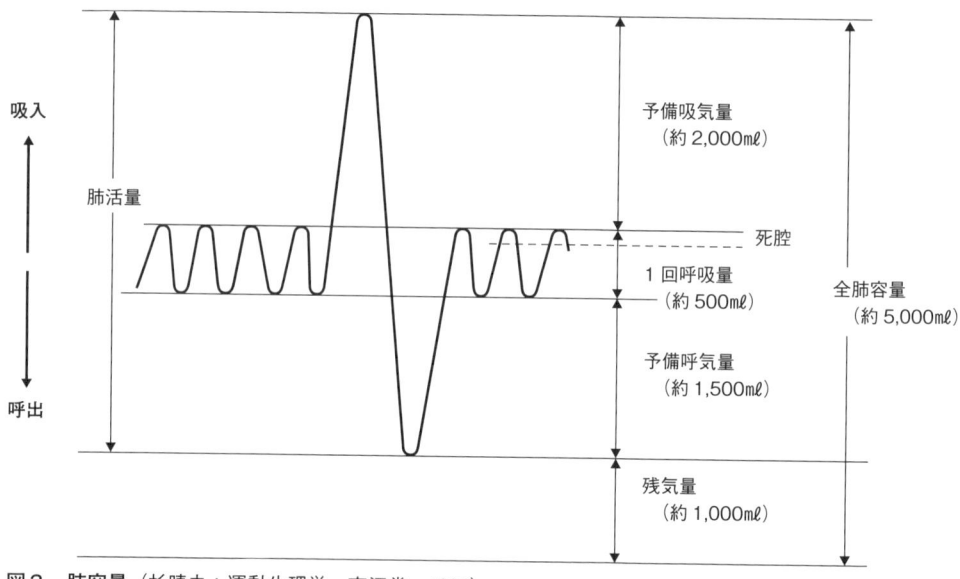

図3 肺容量 (杉晴夫：運動生理学, 南江堂, 1995)

び，最大に呼気した時の肺容量から通常の吸気時の肺容量の差を予備呼気量と呼ぶ。最大吸気時と最大呼気時の差が「肺活量」である。最大呼気時においても肺はある程度の容積を保っている。この量が残気量である。残気量と予備呼気量の和を機能的残気量という。肺活量と残気量の和が全肺容量である。残気量の測定は容易ではないので，一般には容易に計測できる肺活量をもって肺の容積とすることが多い。成人の場合約4000mlである。

　肺活量が大きければそれだけ肺胞に多量の酸素を送ることができる。したがって，持久性能力の高い一流競技選手は肺活量も大きいが，肺活量が大きいことが必ずしも持久性能力を表すわけではない。これは，運動強度の増大にともなって，呼吸数および一回換気量は増加するが，最大酸素摂取量が出現するような強度であっても一回換気量の最大値は肺活量の半分程度にしかならない。それだけ肺はガス交換に対して余裕があるといえる。

　肺におけるガス交換は肺胞に限られる。したがって，気道および気管などの部分ではガス交換が行われない。これらの部分を死腔と呼び，その容量を総称して死腔量と呼ぶ。死腔量は体格によって異なるが，成人の場合安静時で約150mlである。

　死腔量の存在のため，換気量のすべてがガス交換にあずかるわけではない。実質的な肺胞でのガス交換の量を肺胞換気量と呼ぶ。新鮮な外気を吸入すると，一回換気量のうち死腔量に相当する部分はガス交換が行われない。肺胞内では瞬時に拡散し，呼気時に死腔に残るガスは肺胞気そのままとなる。したがって，吸気時には死腔量に相当する量がまったくガス交換されていないことになる。このため，一回換気量が多いほどガス交換の効率はよくなるわけだが，一回換気量が増大するとエネルギーの経済効率は減少する。このトレードオフの関係から安静時の一回換気量が決まると考えられる。

　運動時は気管が拡張し，多少増加する。呼吸によって消費されるエネルギーの大半は気道抵抗に抗するために費やされるので，気道抵抗が気管の半径の4乗に反比例すると考えると，わずかな拡張でも劇的に換気時のエネルギーの経済効率は良くなることになる。

2 酸素輸送系

　肺でガス交換された酸素は，心臓によって循環される血液にのって末梢の細胞へ送られる。ここで肺胞と同様，物理的な拡散によって細胞に酸素が移動し，細胞から血液へ二酸化炭素が移動する。体内でのガスの量は分圧によって表現されることが多い。酸素はその大半が赤血球の中にあるヘモグロビンと結合することで運搬され，血液中に溶解している量は微量である。酸素分圧は血液での酸素の存在量と考えてよいが，二酸化炭素の場合相当量が溶解するため二酸化炭素分圧はその存在量を表現しているわけではない。

　いま大気圧を1気圧とすると，酸素の濃度は20.93％なので酸素分圧は760×0.2093≒155（mmHg）となる。肺胞中の酸素分圧は約100mmHgであり，二酸化炭素分圧は約40mmHgである。動脈血中では二酸化炭素分圧は肺胞と同じ約40mmHgであるが，酸素分圧は肺胞よりも若干低くなる。

　細胞でガス交換された後の静脈血中の酸素および二酸化炭素の分圧は，活発に活動している細胞とそうでない細胞とでは大きく異なる。さまざまな細胞から帰ってきた静脈血は混合し，心臓に帰っていくが，この時の酸素分圧は安静時で約40mmHgであり，二酸化炭素分圧は約46mmHgである。運動強度の増加とともに混合静脈血中の酸素分圧は低下し，二酸化炭素分圧は上昇する。

　分圧による表現は数値としての扱いが容易であるが，実質的な物質の量を表現しているわけではない。酸素は赤血球中にあるヘモグロビンによって運ばれる。ヘモグロビンはヘムと呼ばれる4つの構造を含み，それぞれのヘムには鉄が存在する。この鉄に酸素が結合して運搬される仕組みになっている。この時ヘムに酸素が結合している平均の割合を酸素飽和度と呼ぶ。そして酸素分圧と酸素飽和度は直線間にはなく，シグモイド型の形状をしている（図4）。この曲線を酸素解離曲線という。

　安静時平地での酸素分圧は約100mmHgなので，酸素分圧はほぼ100％飽和していることになる。しかもシグモイド型の形状から酸素分圧の多少の減少に対しても動脈血中の酸素飽和度はほぼ100％を維持することになる。細胞レベルの酸素分圧が低いところでは飽和度は急峻に減少する。この動脈血と細胞での飽和度の差が実質的に細胞に渡される酸素の量を決めることになる。酸素解離曲線は種々の環境要因でシグモイド型の形状が変わることが知られている。代表的なものは，pH，二酸化炭素分圧，温度，赤血球中にある2,3-DPGという物質の濃度等である。pHの低下，二酸化炭素分圧の上昇，温度の上昇，2,3-DPGの増加はいずれも酸素解離曲線を右方にシフトさせる。このことは，運動強度の増加はすべての因子が酸素解離曲線を右方にシフトさせるので，細胞での酸素の取り込みに有利に働くことを示している。

3 呼吸の調節

　呼吸は，吸息と呼息を繰り返す一種のリズム運動である。この呼吸リズムは延髄にある呼吸中枢で形成される。呼吸リズムは1つのリズムで吸息と呼息のリズムを作っているわけではなく，吸息のリズムと呼息のリズムがそれぞれ独立にリズムを形成していることが

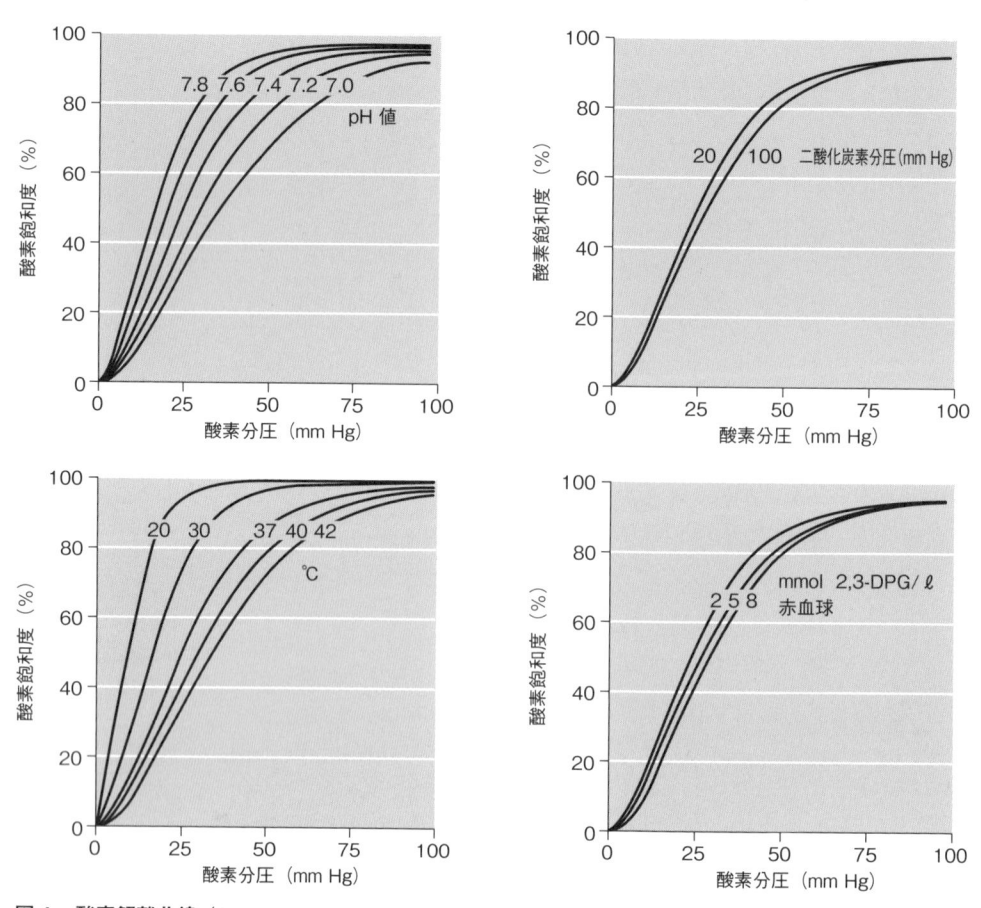

図4　酸素解離曲線（Juergen Stegemann：Exercise physiology, Georg Thieme Verlag, 1981）

知られている。吸息のリズムを作る吸息中枢と呼息のリズムを作る呼息中枢が同時に末梢に指令を出してしまうと呼吸ができなくなってしまう。そこで吸息中枢が指令を出している時は呼息中枢が指令を出さないよう，呼息中枢に対して抑制の指令が出る。逆に呼息中枢が指令を出している間は，吸息中枢に抑制の指令が出される。このような相互抑制によって呼吸のリズムが形成される。このリズムは睡眠中でも途切れることなく，持続的かつ自律的に形成されている。

　呼吸の調節は，リズムである呼吸数と深さである一回換気量を変えることにある。呼吸を変える要因は，大きく分けて神経性の要因と体液性の要因とに分けられる。神経性の要因は，肺の伸展受容器や横隔膜や肋間筋などの呼吸筋および骨格筋などの機械受容器，あるいは皮膚や呼吸器からの入力を受けている。また，大脳皮質からの直接的な指令も要因となる。このため呼吸運動は基本的には自律神経系による制御ではあるが，随意意志によって止めることが可能である。

　体液性の要因はおもに血液中のpH，二酸化炭素分圧，および酸素分圧である。その受容器はおもに頸動脈小体および大動脈弓にある。定常的な状態における換気量を決める最大の要因は動脈血の二酸化炭素分圧にあると考えられる。酸素分圧に関しては，酸素濃度

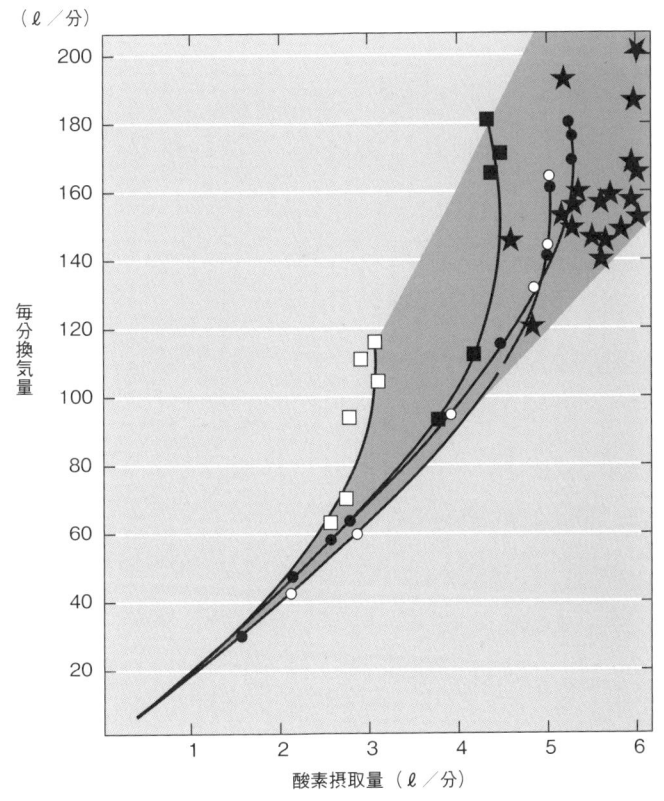

図6 酸素摂取量と換気量の関係
(オストランド, ラダール：運動生理学, 大修館書店, 1976)

として14%以下に相当するような低酸素状態にならない限り作動因子とはならない。

図5は，固定負荷時の換気量の動態を模式化したものである。運動開始時に一過性の急激な増加が起こる。この部分は神経性の要因による上位中枢からの直接的な指令であると考えられる。その後，最大下ではほぼ指数関数的に上昇し，定常状態となる。運動終了直後もやはり神経性の要因による急激な低下が認められ，安静へ回復していく。

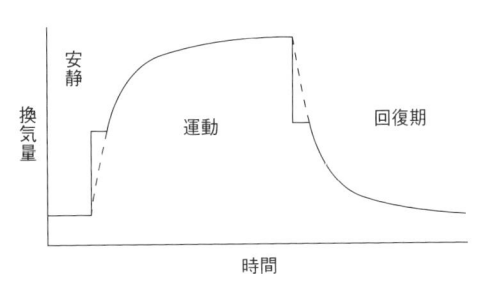

図5 固定負荷時の換気量の動態

図6は，漸増負荷時の換気量の応答を示したものである。図中の□は健常者を示しており，その他は持久性の一流競技選手の値を示している。安静から低強度の運動での換気量の応答には，体力レベルの違いは認められない。その後，換気量は指数関数的に増加して最大運動に至る。この指数関数的な増加は，運動強度の増加とともに生じる乳酸生成によって説明できる。乳酸が生成されると直ちに炭酸塩によって緩衝される。血液中の重炭酸塩が緩衝に用いられると有酸素性代謝由来でない過剰な二酸化炭素が排出されることになり，これが換気量の増加を引き起こす。さらに重炭酸濃度，pHおよび二酸化炭素分圧の

間には

$$pH = 6.10 + \log \frac{[HCO_3^-]}{0.0301 PCO_2}$$

の式が成り立つ。したがって，動脈血の二酸化炭素分圧が約40mmHgを保つレベルでの換気量では，乳酸産生にともなう重炭酸の低下とともにpHが低下する。このため，ある程度pHが低下すると，さらに動脈血の二酸化炭素分圧を低下させるほどの過換気を行うことで動脈血中のpHを維持しようとする。

4 心臓

　心臓は血液を送り出すポンプである。およそ握り拳の大きさで，成人男性の場合約280グラムの重量がある。心臓を構成する心筋は骨格筋同様横紋を持つが，随意意志では制御できない。心臓は心房と心室が左右に対になって存在している（図7）。左心室はラグビーボールのような回転楕円体の形状をしており，右心室は左心室の表面を覆うような形状をしている。

　心房と心室，および心室と大動脈の間にはそれぞれ弁があり，逆流を阻止している。心房から心室への血流に対する心房収縮の効果は安静時にはわずかであるが，高強度の運動時にはかなりの割合を占めると考えられている。右心房と右心室からなる右心系は肺への血液の循環を担当し，左心房と左心室からなる左心系が体全体の循環を担当している。

　心臓がなす仕事は圧に抗するエネルギーと血液に与える運動エネルギーの和になるが，

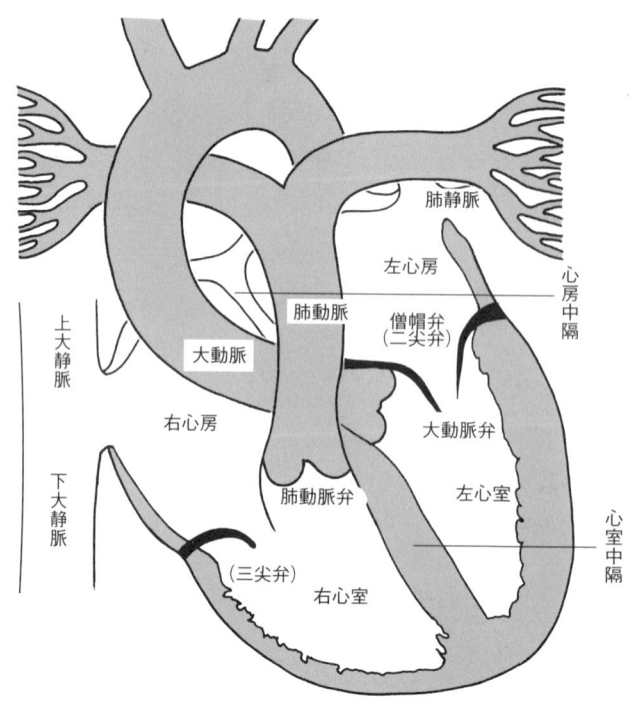

図7　心臓の構造

安静時には運動エネルギーの占める割合は少ない。これが高強度の運動時には約30％にもなる。

心臓が1分間に送り出す血液量を心拍出量と呼ぶ。心拍出量は心臓の単位時間あたりの拍動の回数である心拍数と心臓が1回に送り出す血液量である一回拍出量の積である。

一回拍出量を規定する因子は以下の三つである。①心臓に帰ってくる血液量（前負荷），②心臓の収縮力，および ③大動脈圧（後負荷）である。心臓を構成する心筋細胞は，骨格筋とは異なり，個々の細胞が固有のリズムを持って収縮することができる。個々の心筋細胞は異なるリズムを持つが，結合するとリズムの周期の短い方に同期する。この性質によって心臓は自働性を有することになる。心臓の固有のリズムは洞結節で作られる。これが順次刺激伝導系（図8）を伝わって左右の心房および心室の収縮リズムを生み出す。何らかの理由で洞結節がリズムを作れない場合は心房が，心房がだめなら房室結節が，房室結節がだめなら心室が，という具合に心臓の拍動リズムを止めないよう数段にわたってバックアップシステムが作動するような仕組みになっている。

心臓の拍動は，心臓自律神経系によって洞結節のリズムが調節される。心臓自律神経系は交感神経系と副交感神経系（迷走神経と呼ばれることもある）による二重支配を受けている（図9）。心臓交感神経系は心臓に対して促進作用があり，心臓副交感神経系は抑制作用がある。心臓副交感神経の遠心性線維は延髄から直接心臓に信号を送っているが，心臓交感神経系の遠心性線維は脊髄の心臓亢進中枢と交感神経節を介して心臓につながっている。求心性線維はいずれも延髄に信号を送っている。

心拍数を変える要因としては，血圧の上昇により心拍数が減少し，血圧の低下により心

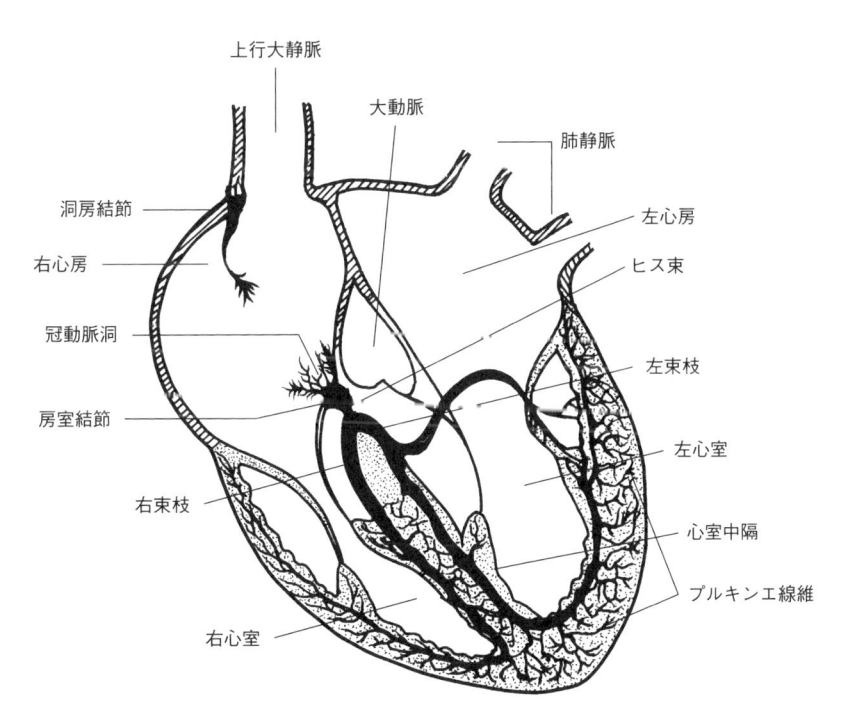

図8　刺激伝導系

拍数が増加する圧受容反射，呼吸，運動，体温上昇，情動行動（怒りや精神的な興奮）などがあげられる。

安静時には心臓副交感神経系活動が優位であり，運動強度が低い間は主に心臓副交感神経系活動の低下によって心拍数は増加する。その後は心臓交感神経系活動の増加によって心拍数が増加する。図10は直立位での陸上運動時の心拍出量，一回拍出量および心拍数の応答を模式的に表示したものである。心拍出量は運動強度の増加とともに直線的に増加する。一回拍出量は運動強度ともに指数関数的に増加して，最大酸素摂取量の50％付近でプラトーに達する。心拍出量は一回拍出量と心拍数の積なので心拍数の応答は運動強度の低い時は緩やかな増加をするはずであるが，実際に計測してみると直線に近い増加が認められる。

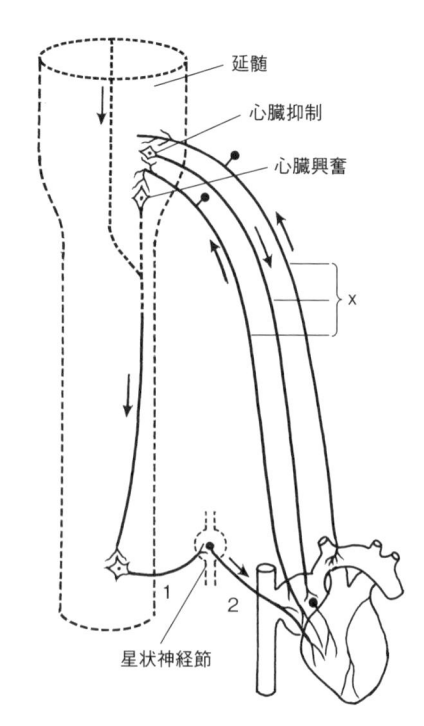

図9　心臓自律神経系
（真島英信：生理学，文光堂，1986）

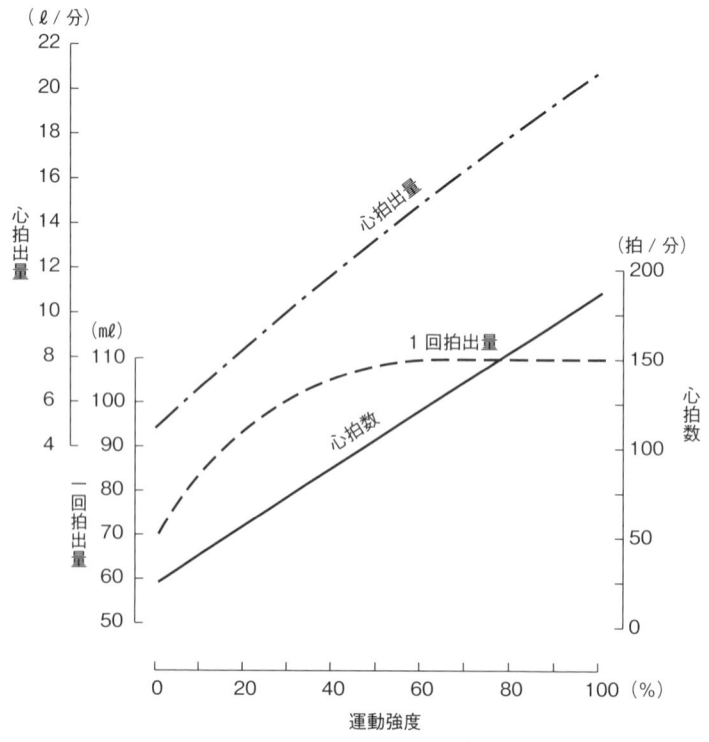

図10　運動時の心拍出量，一回拍出量および心拍数の動態
（池上晴夫：運動生理学，朝倉書店，1987）

5 血圧

　心臓から拍出された血液はまず大動脈に送られる。心臓からでる血液の流れは間欠的な拍動流であるが，動脈を流れる間に一定の流速を持つ定常流に近くなる。これは動脈の構造に理由がある。

　動脈はそのまわりを血管平滑筋によって囲まれている。このことによって動脈はゴムのような弾性を持つと同時に，その硬さを変えることができる性質を持つ。心臓の収縮時に拍出された血液は一部は血管を膨張させ，その中に留まるが，残りは移動する。そして心臓が拡張するとき大動脈弁が閉じ，血管に留まっていた血液は血管平滑筋の弾性力で押し出されることになる。

　血管にかかる圧力を「血圧」と呼ぶ。心臓が収縮して血液が拍出され始める直後がもっとも血圧が高くなり，収縮期血圧，最高血圧あるいは最大血圧と呼ばれる。また，拍出が終わり心臓が拡張して次の拍出が起こる直前が最も血圧が低くなり，拡張期血圧，最低血圧あるいは最小血圧と呼ばれる。

　血圧が上昇すると血流の流速も増加するが，逆に心臓が血液を拍出するのに必要なエネルギーは増加する。WHOによると血圧の正常値は収縮血圧が140mmHg未満でかつ拡張期血圧が90mmHg未満であるとされている。

　血圧は血管収縮神経と血管拡張神経によって自律的に調節されているが，自律神経系の一般論とは異なり，両神経は同一の血管を二重支配しているわけでもないし，また，拮抗

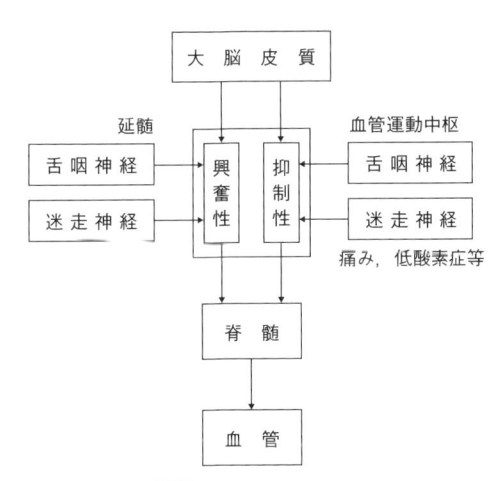

図11　血圧の制御

的でもない。この制御の中枢は延髄にある血管運動中枢である（図11）。ここには血管収縮中枢と血管拡張中枢が各々独立して存在している。血管収縮中枢からの持続的なインパルスによって血管が収縮することにより血圧が維持される。血管拡張中枢はこの血管収縮中枢からの持続的なインパルスを抑制する。

　血圧を変える因子としては大きく神経性の要因と体液性の要因とがある。神経性の要因としては，頸動脈小体や大動脈小体の圧受容器および化学受容器からの入力や他の交感神

経活動の亢進にともなう入力などがある。

血管はある意味で弾性のある閉塞管であるから，血液量の増減により血圧も変動する。この血液量の増減は，おもにホルモンによる体液性の調節機構である。これには，レニン－アンジオテンシン－アルドステロン系，バソプレッシン，ナトリウム利尿ホルモン，心房性ナトリウム利尿ポリペプチドなどがある。

図12は，律動的な運動時の運動強度と収縮期血圧および拡張期血圧の応答を模式的に示したものである。運動強度の増加とともに収縮期血圧は上昇するが，拡張期血圧はほとんど変化しない。この増加の程度は関与する筋量によって異なり，トレッドミルのような全身運動では上昇の程度が低く，腕クランクのように筋量が少ない場合は上昇の程度が高い。

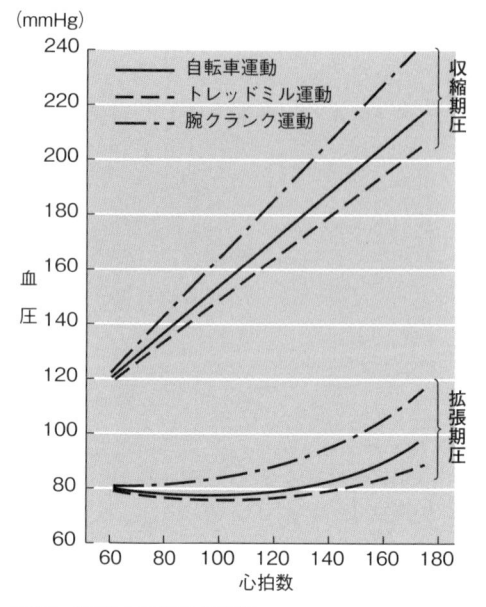

図12 運動時の血圧の動態
（池上晴夫：運動生理学，朝倉書店，1987）

[参考文献]
1) 武井義明：健康・スポーツ科学，朝倉書店，2000.
2) 池上晴夫：運動生理学，朝倉書店，1987.
3) オストランド，ラダール：運動生理学，大修館書店，1976.
4) 飯沼一元：入門実習ニューロコンピュータ，技術評論社，1989.
5) 真島英信：生理学，文光堂，1986
6) 福永哲夫：超音波法による単位面積あたりの筋力の算出，体育学研究，14(1)：28-32，1969
7) 杉晴夫：運動生理学，南江堂，1995.
8) 長野敬一：生体の調節，岩波書店，1994.
9) 橋本勲，進藤宗洋，熊谷秋三，森山善彦，矢崎俊樹，北嶋久雄，田中宏暁，村上寿利：新エスカ21運動生理学，同文書院，1987.
10) Juergen Stegemann：Exercise physiology, Georg Thieme Verlag, 1981

さくいん

ア行

悪臭 90
悪性新生物 19
アセトアルデヒド 37
アセトアルデヒド脱水素酵素 37
アトピー性皮膚炎 84
アルコール 37
アルコール依存症 39
アルコール性肝炎 39
アルコール脱水素酵素 37
アレルギー 74,82,83
アンフェタミン 47,66
生きがい 2
意志決定 4
依存 44
依存性 43
一次予防 10,19,24
一気飲み 40
一酸化炭素 35,91
違法ドラッグ 41
飲酒 4,8,20,37,104
ウインドウ・ピリオド 53
ウェイトコントロール 17
ウェルシュ菌 76,77
ウォーミングアップ 30
うつ病 59
運動 3,20,29,104,112,118,125,130
運動強度 17,29,138,140
運動頻度 30
運動負荷試験 30
運動不足 2,4
AIDS／エイズ 50,52
AIDS関連症候群 52
HIV 50,52
HIV抗体検査 53
HDLコレステロール 17
栄養改善法 20
栄養不良 11
エコロジー 87,90,92
エネルギー代謝 125,127
エネルギー代謝率 129
エネルギーバランス 11
MDMA 41
エリクソン 62,99
O157 74,76,77,78
横隔膜 131
黄色ブドウ球菌 76

カ行

外呼吸 130
介護保険 110
外傷後ストレス障害 59
概日リズム 64,65,66,67
化学物質 34,74,81,82,83
化学物質過敏症 82,83
覚せい剤 42,43,45,46,47,48
拡張期血圧 139
過剰栄養 11
ガス交換 130,132,133
過体重 11
学校保健統計調査 17
学校保健法 17
活性酸素 108,109
下半身肥満 15
カビ 81
花粉 81
カルシウム 26,119,120
加齢 103,118,119
がん 3,8,19,34
肝硬変 39
関節 120
感染型食中毒 75
冠動脈疾患 15
カンピロバクター 74,76,77
記憶 114
気管支喘息 84
喫煙 4,8,20,33,104
気道 130
揮発性有機化合物 84
QOL 3,24
急性アルコール中毒 40
休養 3
虚血性心臓病 35
筋原線維 122
筋線維 122,123
禁断症状 45
空気 81

クーリングダウン 31
クオリティオブライフ 3,24
クロルピリホス 84,85
血圧 137,139
結核 8,19
月経異常 15
血中アルコール濃度 37
血中脂質 16
幻覚剤 43
健康習慣 10
健康寿命 103,107,109
健康増進法 11,20
健康づくりのための運動指針 129
健康づくりのための食生活指針 24
健康日本21 5,110
建材 81
公害 90
交感神経系 30,56,116,137
高血圧 2,3,8,15,19
高コレステロール 8
高脂血症 3
向精神薬 43,48
後天性免疫不全症候群 50
高尿酸血症 15
高齢化社会 95,104
コカイン 48
呼吸 130,133
呼吸中枢 133
国民医療費 106
国民栄養調査 11,19
国民健康・栄養調査 11,19
骨化 118
骨格 118
骨格筋 121
骨髄 118
骨折 120
骨密度 119,120
ゴミ 92
ゴミ学 91
コミュニケーション 4
コラーゲン 108
コレステロール 35
コンドーム 53

141

サ行

細菌性食中毒	74
最高血圧	139
最小血圧	139
最大血圧	139
最大酸素摂取量	31, 126, 132
最低血圧	139
細胞呼吸	130
サクセスフルエイジング	107
殺虫剤	81
サルモネラ	74, 76, 77, 78
酸素	133
酸素解離曲線	133
酸素負債	126
刺激伝導系	137
自殺	59
脂質	23
脂質代謝異常	15
姿勢反射	115
シックハウス症候群	82
疾病構造	8, 19
シナプス	112, 113, 114
地盤沈下	90
脂肪	15
脂肪肝	15, 39
収縮期血圧	139
主観的運動強度	31
障害調整余命	109
上限量	21
上半身肥満	15
食育	28
食育基本法	28
食事	3
食事バランスガイド	25, 26
食生活	8, 19
食生活指針	24, 25
食中毒	74
食物繊維	26
食物連鎖	93, 94
食料自給率	27
除脂肪体重	18
除草剤	81
自律神経系	56, 112, 116
シロアリ駆除剤	81
心筋	121
神経症	59
神経伝達物質	113
人口	94
人口支持力	89
人口動態統計	19
人口ピラミッド	95, 96, 104, 105
心疾患	19
心身症	55
心臓	136
心臓病	3, 8
振動	90
シンナー	41, 44, 45, 46, 48
心拍出量	137
心拍数	30, 137, 138
人類生態学	88, 89
水質汚染	90
推奨量	21
推定エネルギー必要量	21
推定平均必要量	21
睡眠時無呼吸症候群	15
ストレス	48, 55
ストレス対処	4
生活習慣病	3, 8, 19, 21, 104
生活リズム	63
性感染症	4, 50
性行為	53
性行動	4, 50
成熟	102
成人病	19, 104
生態学	87
生態系	93
成長曲線	101
脊柱	118
赤痢	74
赤血球	133
セルフエスティーム	4
セレウス菌	76, 77
全身持久力	31, 35
騒音	90
早期発見・早期治療	10, 19
足趾捕地能力	70
速筋線維	123

タ行

タール	34
ダイエット	17
ダイオキシン	91
体格	11
大気汚染	90
大気汚染物質	81
体型	13, 15
胎児性アルコール症候群	40
体脂肪	11
代謝	24
体重	11, 61
耐性	44
体性神経系	115
耐糖能異常	2
耐糖能障害	15
大脳皮質	114
大麻	42, 47, 48
ダグラスバッグ法	128
ダニ	81
たばこ	33
炭水化物	23, 26
たんぱく質	23, 26
遅筋線維	123
中枢神経系	112
中毒	82
腸炎ビブリオ	76, 77
腸管出血性大腸菌	78
ちり	81
椎間板	119
痛風	15
つちふまず	71
DNA	108
ディーゼル粉塵	81
低栄養	11
糖尿病	3, 19
動物性脂質	20
動物性脂肪	8
動物性たんぱく質	20
動脈	139
毒素	74
土壌汚染	90
トラウマ	59, 60
トリハロメタン	91

塗料	81
トルエン	44,45,84

ナ行

内呼吸	130
内臓脂肪型肥満	15
内分泌系	56,117
2型糖尿病	15
ニコチン	35
二酸化炭素	133
二酸化炭素分圧	134
二次予防	10,19
日常生活動作	109
日内変動	63
日本人の栄養所要量	20
日本人の食事摂取基準	17,20,24
乳酸	135
ニューロン	112,113,114,123
脳	112
脳・神経系	112
脳幹	112
脳血管疾患	19
脳梗塞	15
脳卒中	3,8
ノロウイルス	79

ハ行

パーソナリティ	61
肺活量	132
排気ガス	81
肺呼吸	130
肺胞	130
履物	70
裸足	70,72
発育	61,98
発達	61,98
発達加速現象	102
発達課題	98,100
発達段階	98
反射	115
BMI	11,15
PTSD	59,60
皮下脂肪型肥満	15
ビタミン	23,24,26

Pickwick 症候群	15
必須アミノ酸	23
必須脂肪酸	24
ヒト免疫不全ウイルス	50
肥満	11,12,13,15
肥満症	3,15
肥満度	17
日和見感染症	52
副交感神経系	56,116,137
腹式呼吸	131
不飽和脂肪酸	24
フラッシュバック	46
ブルーマンデー	64
平滑筋	121
平均寿命	2,103,107,109
平均余命	103
ヘモグロビン	133
ヘルスプロモーション	5
ベロ毒素	78
飽和脂肪酸	24
母子感染	53
依存性	35
ボツリヌス菌	76
骨	118
ホメオスタシス	55,108
ホルムアルデヒド	84,85
ホルモン	117,140

マ行

末梢神経系	112
麻薬	43,47,48,53
慢性中毒	45
ミネラル	23,24,26
無機質	23
無酸素性代謝	126
メタボリックシンドローム	2,16
メタンフェタミン	47
Mets	129
目安量	21
免疫系	56
メンタルヘルス	55
目標設定	4
目標量	21

ヤ行

薬物探索行動	45
薬物乱用	4,41
やせ	11,12,15
有機溶剤	41,43,84
有酸素運動	17,18,29
有酸素性代謝	126
ユージュアルエイジング	107
Youth Risk Behavior	4
溶血性尿毒症性症候群	78
洋ナシ型肥満	15

ラ行

ライフサイクル	61,98
ライフスキル	4
ライフスタイル	8,10
離脱症状	39
リンゴ型肥満	15
老化	102,103,108
老化現象	104
老人医療費	106
老人保健法	110

［執筆者紹介］

石川哲也（いしかわ　てつや）
神戸大学名誉教授　　　　　　　　　　　　　　　　　　（第1章, 第2章7・8, 第3章2・3）

岡田由香（おかだ　ゆか）
元神戸大学大学院人間発達環境学研究科准教授　（第2章9）

川畑徹朗（かわばた　てつろう）
神戸大学大学院人間発達環境学研究科教授　　　（第2章1・5・6）

武井義明（たけい　よしあき）
元神戸大学大学院人間発達環境学研究科教授　　（第2章4・10, 第5章1・2・3・4）

田中洋一（たなか　よういち）
元神戸大学大学院人間発達環境学研究科教授　　（第3章1・4, 第4章1）

中村晴信（なかむら　はるのぶ）
神戸大学大学院人間発達環境学研究科教授　　　（第2章2・3, 第4章2）

基礎としての健康科学
© 神戸大学大学院人間発達環境学研究科 健康科学研究会 2007　　　NDC375／vii,143p／26cm

初版第1刷発行	2007年4月10日
第6刷発行	2013年9月1日

編者	神戸大学大学院人間発達環境学研究科 健康科学研究会 （代表）石川哲也
発行者	鈴木一行
発行所	株式会社大修館書店 〒113-8541　東京都文京区湯島2-1-1 電話 03-3868-2651（販売部） 03-3868-2298（編集部） 振替 00190-7-40504 ［出版情報］http://www.taishukan.co.jp

装丁者	倉田早由美（サンビジネス）
本文デザイン	サンビジネス
印刷所	広研印刷
製本所	司製本

ISBN 978-4-469-26630-6　Printed in Japan

Ⓡ本書のコピー，スキャン，デジタル化等の無断複製は著作権法上での例外を除き禁じられています。本書を代行業者等の第三者に依頼してスキャンやデジタル化することは，たとえ個人や家庭内での利用であっても著作権法上認められておりません。